6 MINUTEN
Bauchtraining

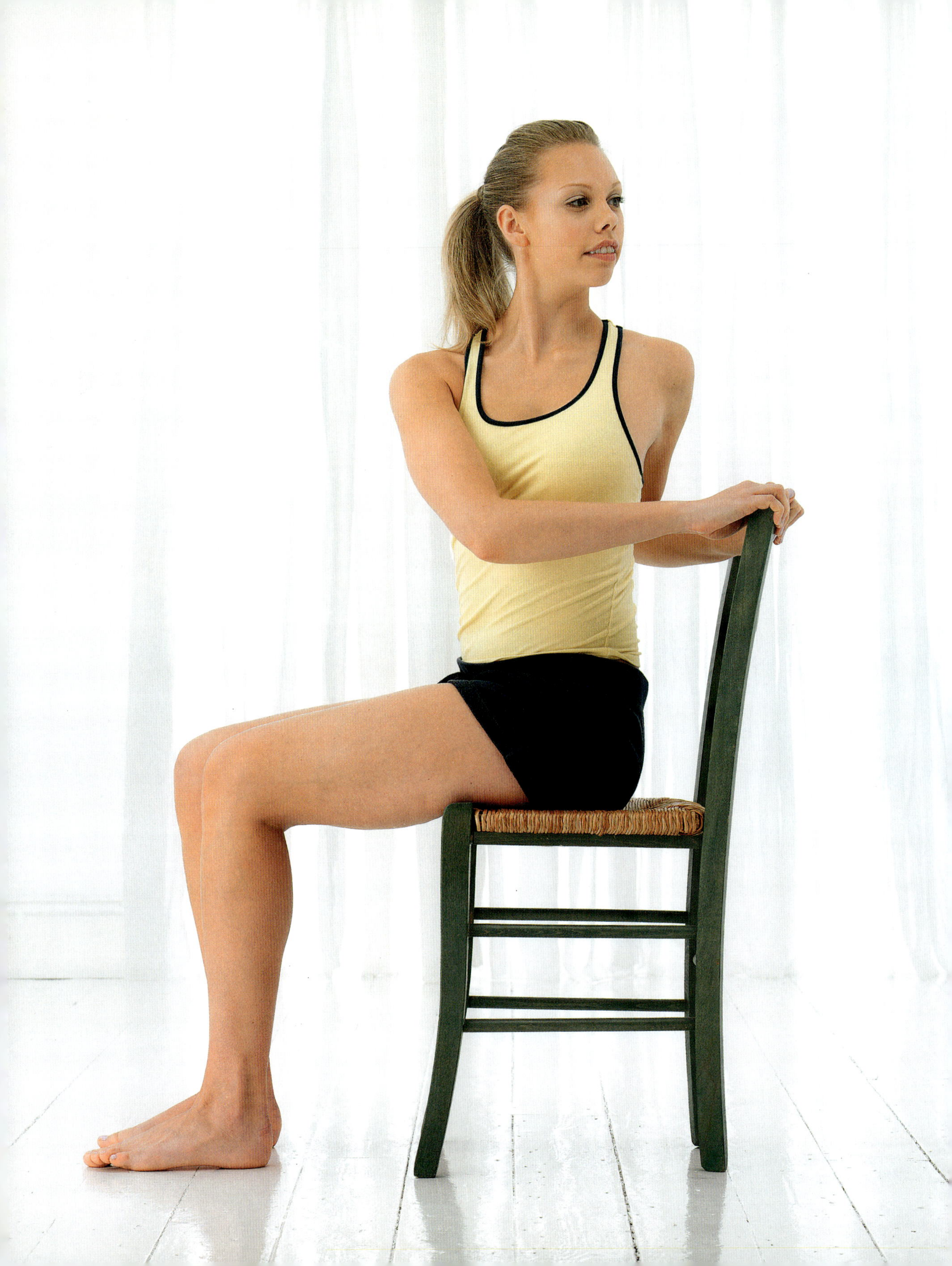

6 MINUTEN Bauchtraining

SARA ROSE

p

Fotograf: Ian Parsons
Model: Lucinda Jarvis

Die Bridgewater Book Company bedankt sich bei Getty Images für die Abdruckgenehmigung des urheberrechtlich geschützten Materials auf den Seiten 7 (Barry Yee/Iconica) und 8 (Thomas Del Brase/Stone).

Parragon Books Ltd
Queen Street House
4 Queen Street
Bath BA1 1HE, UK

Übersetzung aus dem Englischen: Melanie Schirdewahn, Köln
Lektorat: Sonja Kerkhoffs, Print & Screen Productions, Köln
Satz und Projektmanagement: Regine Ermert, Köln
Koordination: trans texas Publishing Services GmbH, Köln

ISBN: 978-1-4054-8248-6

Printed in China

Hinweis
Konsultieren Sie Ihren Arzt, bevor Sie mit den Übungen in diesem Buch beginnen – besonders, wenn Sie krank, verletzt oder schwanger sind oder kürzlich entbunden haben. Nach einer Entbindung sollten Sie mindestens 6 Wochen (nach einem Kaiserschnitt 12 Wochen) verstreichen lassen, bevor Sie mit den Übungen beginnen. Sollten Sie während des Trainings Schmerzen oder Beschwerden verspüren, stellen Sie die Übungen sofort ein und konsultieren Sie einen Arzt.

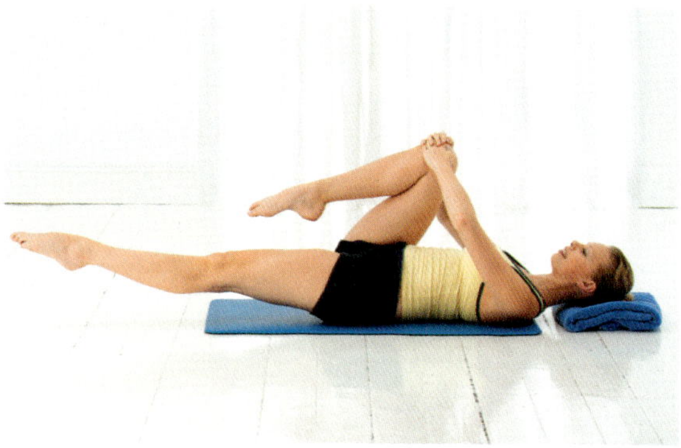

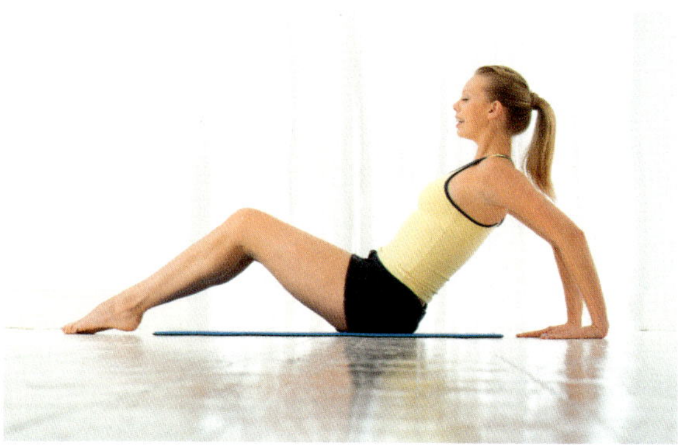

INHALT

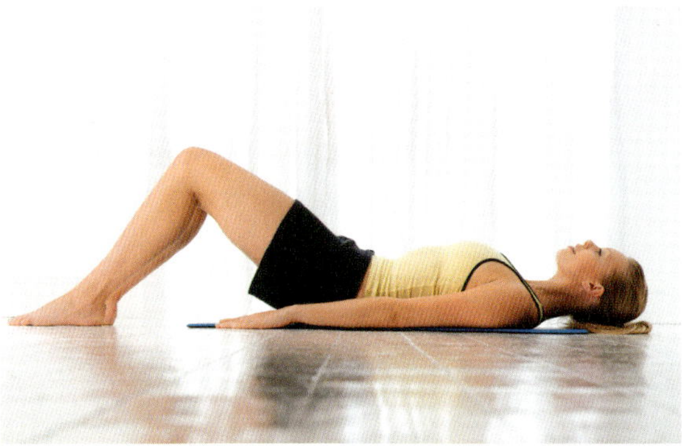

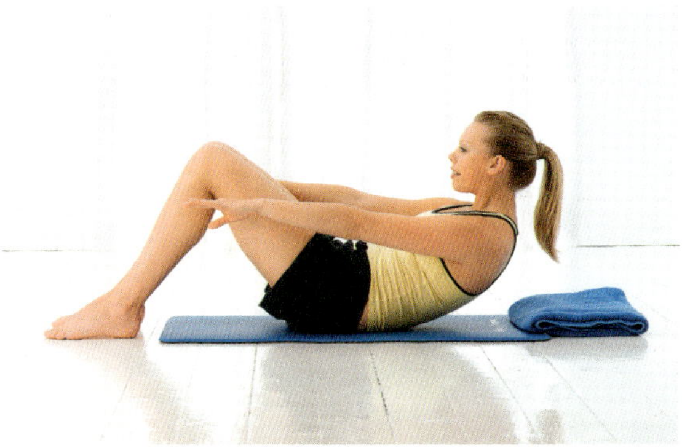

EINLEITUNG

Sie träumen von einem flachen Bauch, fürchten aber, dass Sie sich dafür stundenlang mit anstrengenden Sit-ups plagen müssen? Dann sorgen Sie sich zu Unrecht, denn das Geheimnis eines flacheren Bauchs sind kurze, aber häufige Übungen. Mit jenen, die wir Ihnen im Folgenden vorstellen, werden Sie schon nach kurzer Zeit erfolgreich sein.

Wer seine Bauchmuskulatur trainiert, verbessert nicht nur sein Aussehen, sondern auch seine Haltung, seine Balance und seine Geschmeidigkeit. So bleibt der Körper auch im fortgeschrittenen Alter fit. Natürlich kann niemand über Nacht Muskeln aufbauen, doch unsere kurzen und einfachen Übungen werden Sie weder langweilen noch erschöpfen, sodass sie rasch zu einer angenehmen Routine werden. Und wer regelmäßig trainiert, wird bald merken, welch erstaunliche Veränderungen ein einfaches 6-Minuten-Training bewirken kann.

Zur Verwendung dieses Buchs

Im hinteren Teil finden Sie einige leichte Übungskombinationen, die jeweils nicht länger als 6 Minuten dauern, so müssen Sie selbst an hektischen Tagen nicht auf Ihr Training verzichten. Natürlich sind Sie an das mehrtätige Programm, das wir für Sie zusammengestellt haben, nicht gebunden, wer mag, kann jederzeit seine eigenen Trainingseinheiten entwickeln.

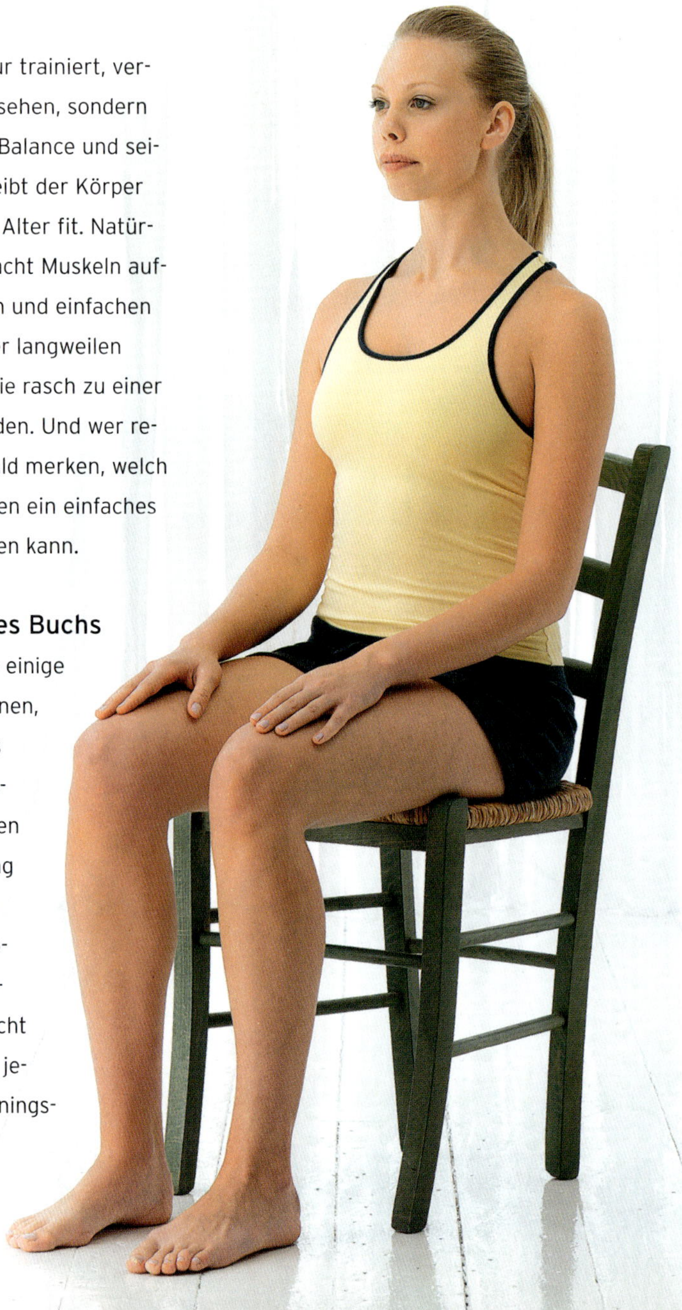

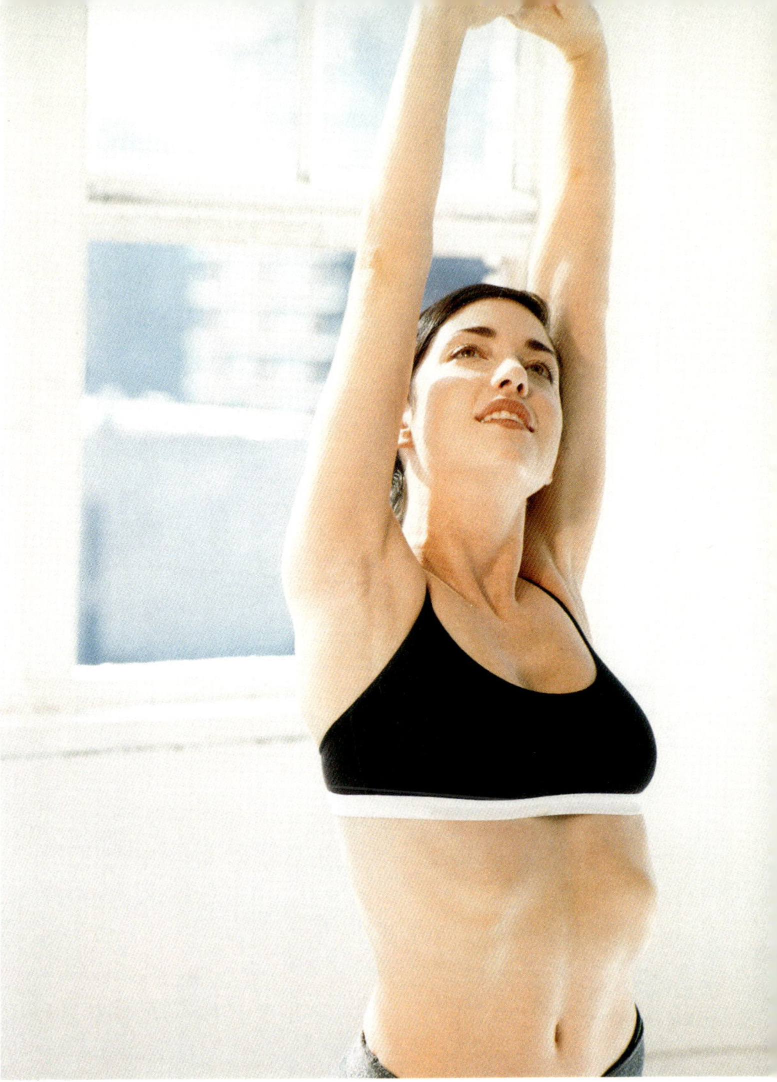

Die ideale Trainingszeit

Die meisten Menschen trainieren am besten morgens, da ihr Körper zu dieser Zeit noch ausgeruht ist und sehr aufnahmefähig für die Wirkung gymnastischer Übungen. Wenn Sie auf nüchternen Magen trainieren, zwingen Sie Ihren Körper zudem, zur Energiegewinnung auf seine Fettreserven zurückzugreifen. Darüber hinaus regen Sie Ihre Verdauung an und fördern Ihren Kalorienverbrauch für den restlichen Tag.

Der richtige Trainingsort und die optimale Kleidung

Für die Übungen in diesem Buch benötigken Sie keinen eigenen Fitnessraum – ein freier Platz, den Sie regelmäßig in Beschlag nehmen können, reicht schon. Wenn möglich, sollten Sie vor einem großen Spiegel trainieren, um Ihre Bewegungen besser kontrollieren zu können. Eine Gymnastikmatte ist empfehlenswert, und ein Kissen macht die Übungen für Kopf und Nacken angenehmer. Tragen Sie bequem sitzende Kleidungsstücke aus atmungsaktivem Material, von denen Sie im Laufe der Aufwärmphase, wenn sich die Muskeln langsam erwärmen, nach und nach einige Teile abstreifen können. Ideal sind beispielsweise ein Unterhemd, über das ein Sweatshirt und eine Jogginghose getragen werden.

Essen und Trinken

Der Magen dehnt sich bei jeder Nahrungs- und Flüssigkeitsaufnahme aus. Verschiedene Lebensmittel haben allerdings eine unterschiedliche Wirkung auf den Bauch. Mit den Ernährungstipps auf der folgenden Seite können Sie das Anschwellen Ihres Magens auf ein Minimum reduzieren. Wenn sich bei Ihnen allerdings schon ein paar Fettpölsterchen mehr angesammelt haben, sollten Sie mithilfe einer Ernährungsumstellung und regelmäßiger Bewegung zunächst überschüssiges Gewicht abbauen. Außerdem empfiehlt es sich, mehr Wasser zu trinken! Vielleicht fragen Sie sich jetzt, ob der Bauch dann nicht noch mehr anschwillt. Doch das Gegenteil ist der Fall, denn Wasser wäscht Giftstoffe aus dem Körper und zügelt den Appetit. Trinken Sie mindestens

EINLEITUNG

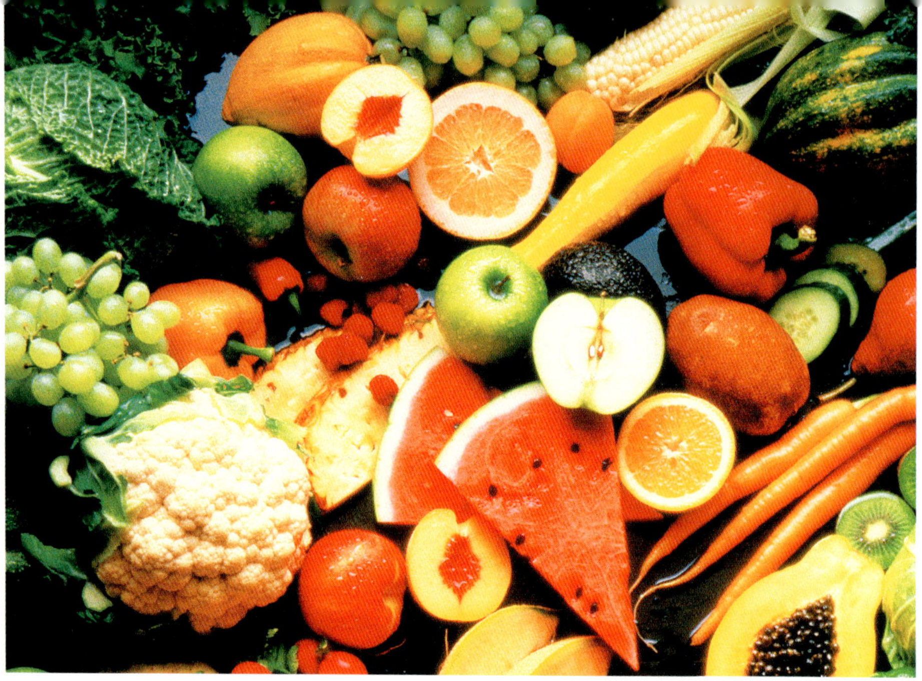

acht Gläser Wasser (1,5 Liter) täglich. Trinken Sie aber nie große Mengen vor dem Training, um die Blase nicht zu belasten. Die Farbe Ihres Urins ist ein sicherer Indikator dafür, ob Sie genügend trinken. Je heller er ist, desto besser. Bekommt der Körper zu wenig Wasser, hält er alle Reserven, die ihm zur Verfügung stehen, zurück, was zu Wassereinlagerungen und Blähungen führen kann.

Aufbau der Bauchmuskulatur

Es gibt vier Bauchmuskelgruppen, die ein natürliches Korsett um die Taille bilden. Sie stützen die Lende, schützen die inneren Organe und ermöglichen uns das Beugen, Drehen und Hinsetzen. Der quere Bauchmuskel (Musculus transversus abdominis) liegt ganz zuunterst. Zusammen mit den schrägen Bauchmuskeln (Musculus obliquus externus abdominis und Musculus

---

Ernährungstipps für einen flacheren Bauch

- Essen Sie viele kleine Portionen über den Tag verteilt, und ernähren Sie sich abwechslungsreich. Meiden Sie Weizenprodukte, da diese häufig Blähungen verursachen.
- Verzehren Sie reichlich frisches Obst und Gemüse, und reduzieren Sie den Anteil an gesättigten Fettsäuren in Ihrer Nahrung.
- Essen Sie im Sitzen und kauen Sie lange. Es dauert 15 Minuten, bis das Gehirn vom Magen die Information erhält, dass er satt ist. Schnellesser verzehren daher oft zu viel.
- Bevorzugen Sie Vollkornprodukte. Weißer Reis, Weißbrot und Nudeln aus Weißmehl sind arm an Ballaststoffen (es kommt schnell zu neuem Hungergefühl) und werden meist als Fett eingelagert.
- Meiden Sie Erfrischungsgetränke jeder Art, denn selbst „light"-Erzeugnisse oder koffeinfreie Produkte erzeugen Blähungen.
- Verzichten Sie auf Fertiggerichte. Ihr hoher Anteil an Zucker, Salz und Zusatzstoffen bringt das Gleichgewicht der Magenbakterien durcheinander und verursacht Blähungen.
- Salzen Sie weniger, um Wasseransammlungen zu vermeiden.
- Süßigkeiten treiben den Blutzuckerspiegel rasant in die Höhe und führen so zu Heißhungerattacken. Der Anteil an verwertbarer Energie ist allerdings gering.

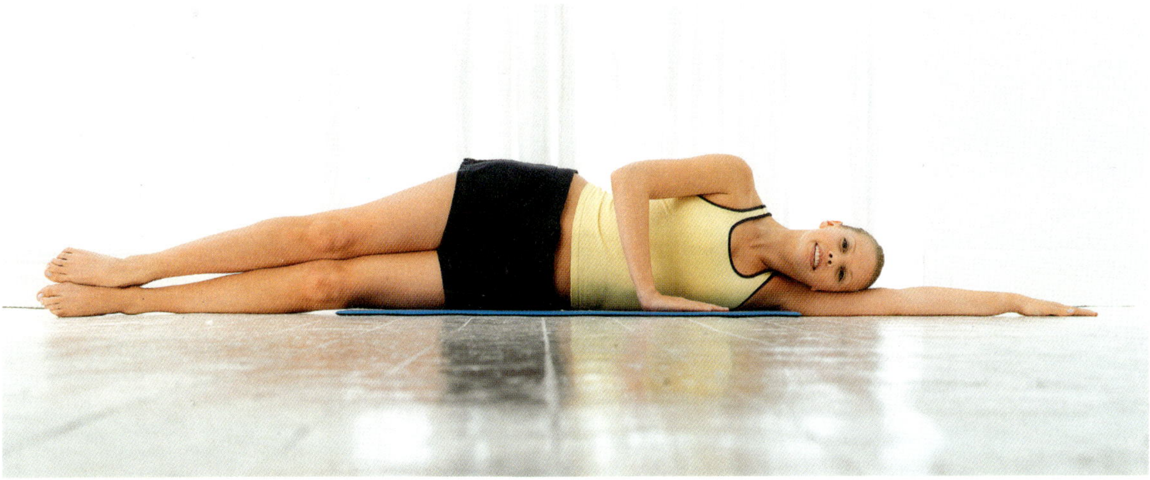

obliquus internus abdominis) formt er die Taille und stützt den unteren Rückenbereich. Die schrägen Bauchmuskeln, der innere und der äußere, erstrecken sich über die Außenseiten des Körpers und erlauben uns das seitliche Beugen und das Drehen der Wirbelsäule. Der gerade Bauchmuskel (Musculus rectus abdominis) verläuft vom Brustbein zum Schambein. Er ermöglicht die Beugung des Rumpfs und eine gute Körperhaltung. Mit den Übungen in diesem Buch trainieren Sie all die hier angesprochenen Bauchmuskeln, um einen festeren und flacheren Bauch zu erhalten.

Neutrale Wirbelsäulenstellung

Wenn Sie im Verlauf einer Übung aufgefordert werden, die Wirbelsäule neutral auszurichten, bedeutet dies, dass Sie weder ein Hohlkreuz bilden noch einen Buckel machen sollen. Testen Sie die neutrale Stellung, indem Sie sich auf den Rücken legen, die Knie anwinkeln und die Füße hüftbreit auseinander stellen. Nun die Daumen an die unteren Rippen, die kleinen Finger auf die Hüftknochen legen. Dann den Nabel sanft nach unten in Richtung Boden ziehen, um die Bauchmuskeln anzuspannen. Der Rücken muss dabei stets den Boden berühren - nur auf der Höhe der Taille bleibt ein kleiner Spalt bestehen. In dieser Position kann sich der Rücken entspannen, da die Wirbelsäule ihre natürliche Wölbung beschreibt.

Atmung

Richtiges Atmen ist beim Trainieren sehr wichtig: Atmen Sie durch die Nase ein, bevor Sie eine Übung beginnen, durch den Mund wieder aus, während Sie sich in die vorgegebene Position bewegen, und erneut durch die Nase ein, wenn Sie die Übung abschließen. Bei einer etwas längeren Übung müssen Sie natürlich darauf achten, weiter regelmäßig ein- und auszuatmen. Wenn Sie während einer Aufwärtsbewegung ausatmen, werden Ihre Bauchmuskeln nach innen gezogen und angespannt. So werden die tief liegenden Muskeln trainiert.

AUFWÄRMEN

Es ist zwar verführerisch, Zeit zu sparen und direkt mit den Übungen zu beginnen, doch ohne eine angemessene Aufwärmphase besteht Verletzungsgefahr, denn kalte Muskeln und Gelenke sind weniger geschmeidig und neigen zu Zerrungen. Daher sollten Sie sich auch für die kurzen Trainingseinheiten im hinteren Teil des Buchs gut aufwärmen.

Taille drehen

Bei dieser Übung dürfen Hüften und Knie nicht bewegt werden – schwingen Sie jedoch ruhig die Arme wie ein Hula-Tänzer, denn so kommt gute Laune auf!

1 Aufrecht hinstellen und die Wirbelsäule neutral ausrichten. Die Knie bleiben leicht gebeugt (nicht durchstrecken), die Füße stehen hüftbreit auseinander, die Hände ruhen auf den Hüften. Nochmals prüfen, ob die Stellung der Wirbelsäule korrekt ist.

2 Die Bauchmuskeln anspannen, indem der Nabel nach innen in Richtung Wirbelsäule gezogen wird.

3 Kopf und Schultern nach rechts drehen, dann den Oberkörper wieder gerade ausrichten; Hüften und Knie dabei nicht bewegen.

4 Nun den Oberkörper nach links drehen, ohne die Hüften und die Knie zu bewegen.

5 Die gesamte Übung weitere 5-mal pro Seite wiederholen.

1

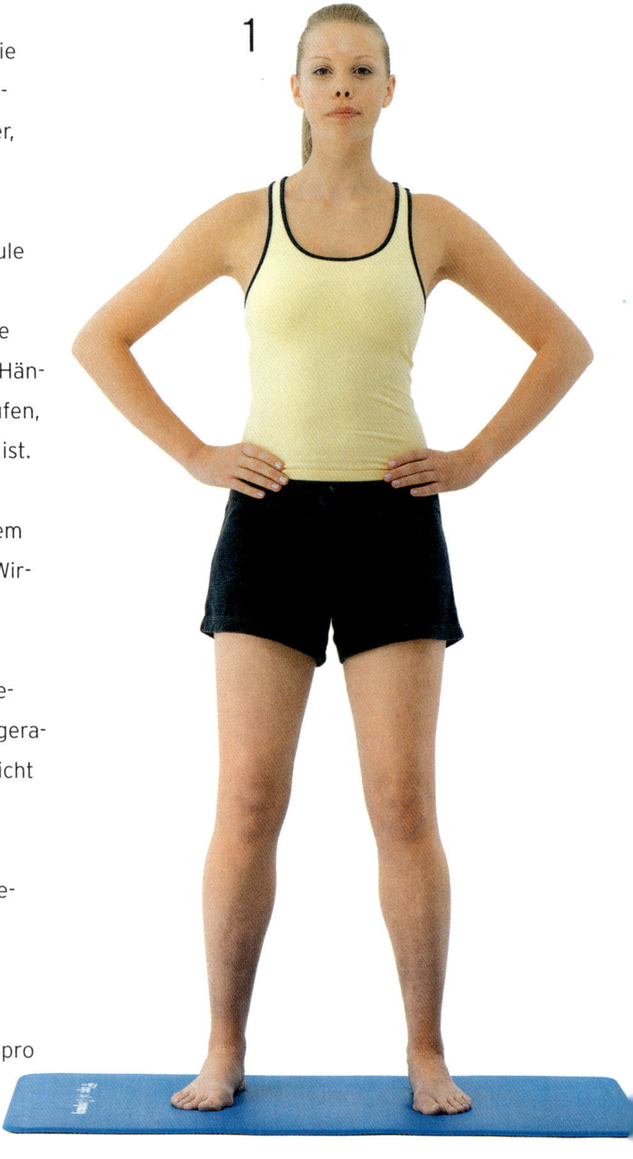

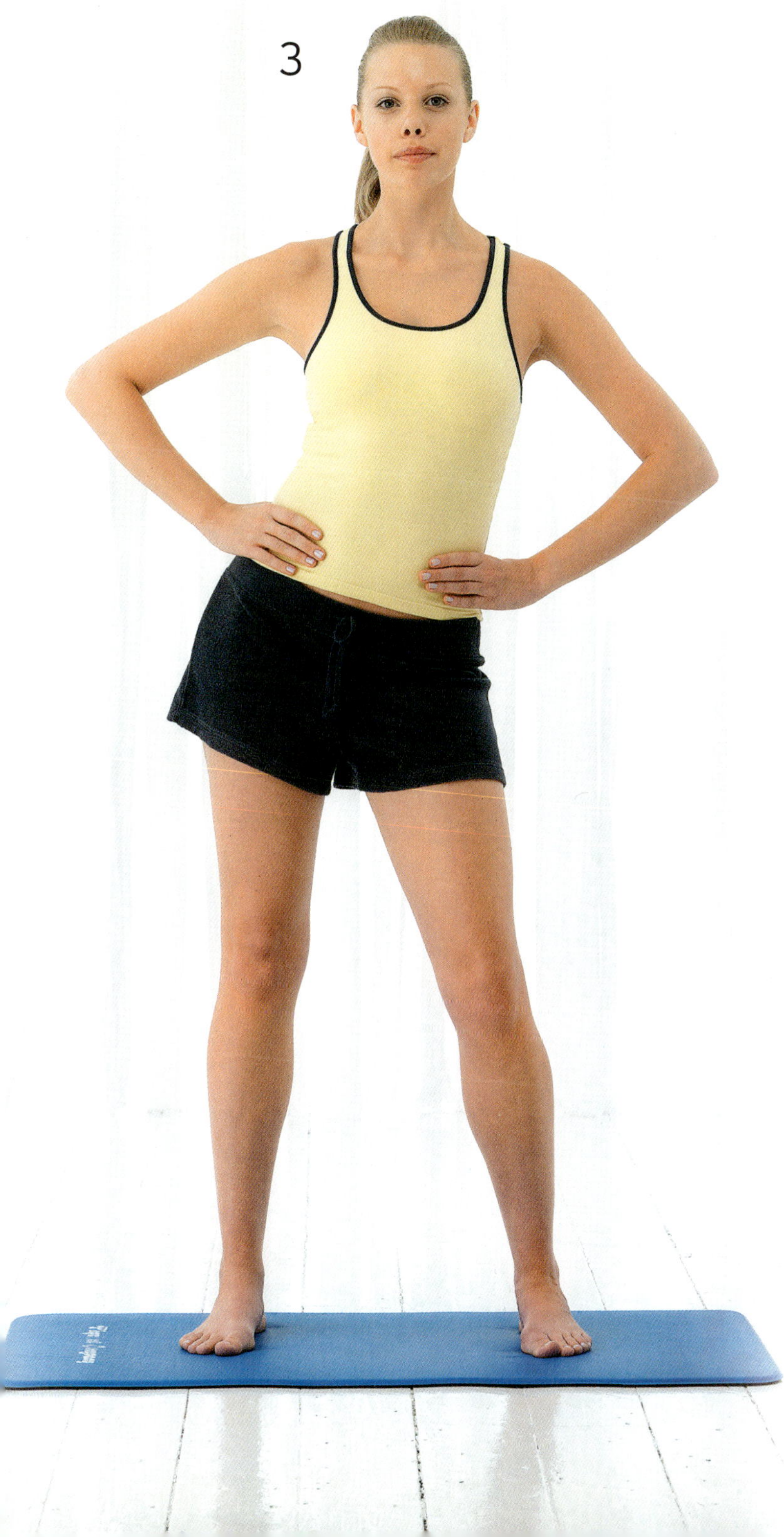

Hüftkreisen

Diese Übung wärmt die unteren Bauchmuskeln auf. Halten Sie Ihren Oberkörper dabei ruhig, Sie sollen nur das Becken bewegen.

1 Gerade hinstellen, die Knie sind leicht gebeugt, die Füße stehen hüftbreit auseinander, die Hände ruhen auf den Hüften.

2 Die Bauchmuskeln anspannen, indem der Nabel Richtung Wirbelsäule gezogen wird, dabei jedoch nicht den Bauch einziehen oder die Luft anhalten – die Bewegung sollte leicht und unangestrengt sein.

3 Das Becken langsam nach rechts bewegen, dann einmal vollständig rechtsherum kreisen lassen.

4 Die Übung 9-mal wiederholen, dann das Becken 10-mal linksherum kreisen lassen.

Auf der Stelle gehen

Mit dieser Aufwärmübung wird die Körpertemperatur erhöht und die Blutzufuhr in die Muskeln gesteigert. Mindestens 1 Minute auf der Stelle gehen, die Arme locker mitschwingen und die Knie etwas höher ziehen als gewöhnlich (aber nicht wie ein Storch im Salat stolzieren). Unterdessen immer tief und gleichmäßig atmen. Wenn Sie sich warm genug fühlen, machen Sie mit ein paar Dehnübungen weiter.

AUFWÄRMEN

Nach vorn beugen

Beugen Sie sich bei dieser Übung nur so weit vor, wie Sie können. Sie müssen nicht unbedingt Ihre Zehen berühren. Mit der Zeit und mit genügend Übung werden Sie immer tiefer kommen, und Ihre Muskeln werden geschmeidiger werden.

1 Aufrecht hinstellen, die Füße stehen hüftbreit auseinander, die Knie sind leicht gebeugt. Die Handflächen liegen vorn auf den Oberschenkeln.

2 Die Bauchmuskeln anspannen, indem der Nabel sanft in Richtung Rückgrat gezogen wird.

3 Die Hände langsam an den Beinen herunter bis zu den Zehen gleiten lassen. Den Rücken dabei nicht zu sehr krümmen.

1

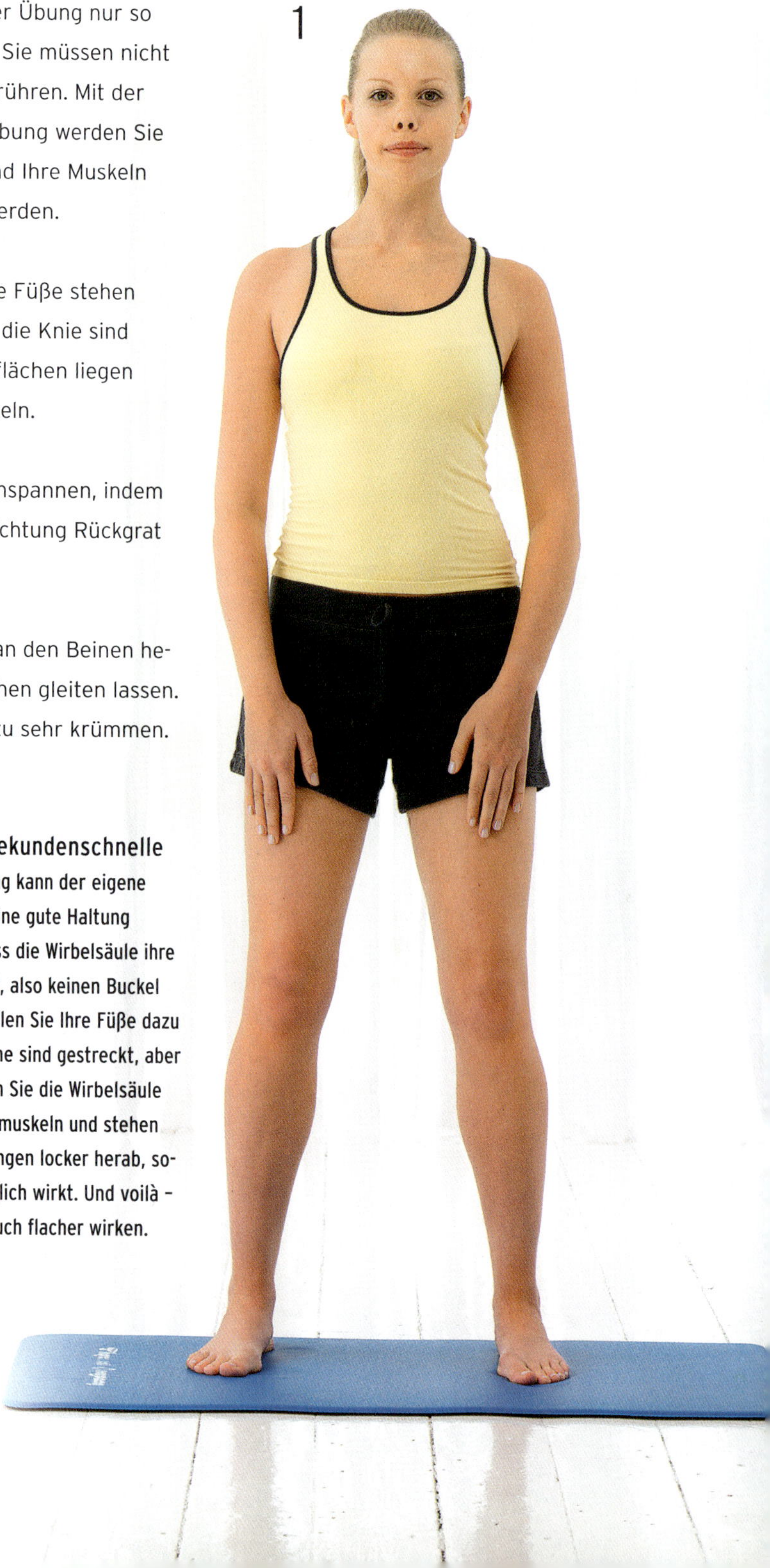

Ein flacherer Bauch in Sekundenschnelle

Mit der richtigen Körperhaltung kann der eigene Bauch im Nu flacher wirken. Eine gute Haltung zeichnet sich dadurch aus, dass die Wirbelsäule ihre natürliche Wölbung beschreibt, also keinen Buckel oder ein Hohlkreuz bildet. Stellen Sie Ihre Füße dazu hüftbreit auseinander, die Beine sind gestreckt, aber die Knie leicht gebeugt. Halten Sie die Wirbelsäule gerade, straffen Sie die Bauchmuskeln und stehen Sie aufrecht. Die Schultern hängen locker herab, sodass der Hals so lang wie möglich wirkt. Und voilà – im Handumdrehen wird Ihr Bauch flacher wirken.

4 Den Körper so ausrichten, dass eine leichte Spannung in den hinteren Oberschenkelmuskeln spürbar wird. Diese sollte allerdings nicht schmerzhaft sein.

5 Die Position 3 Sekunden halten, dann wieder aufrichten.

6 Die Übung 4-mal wiederholen; dabei auf eine ruhige und gleichmäßige Atmung achten.

HINWEIS

Dehnen Sie Ihre Muskeln niemals so weit, dass es wehtut.

3

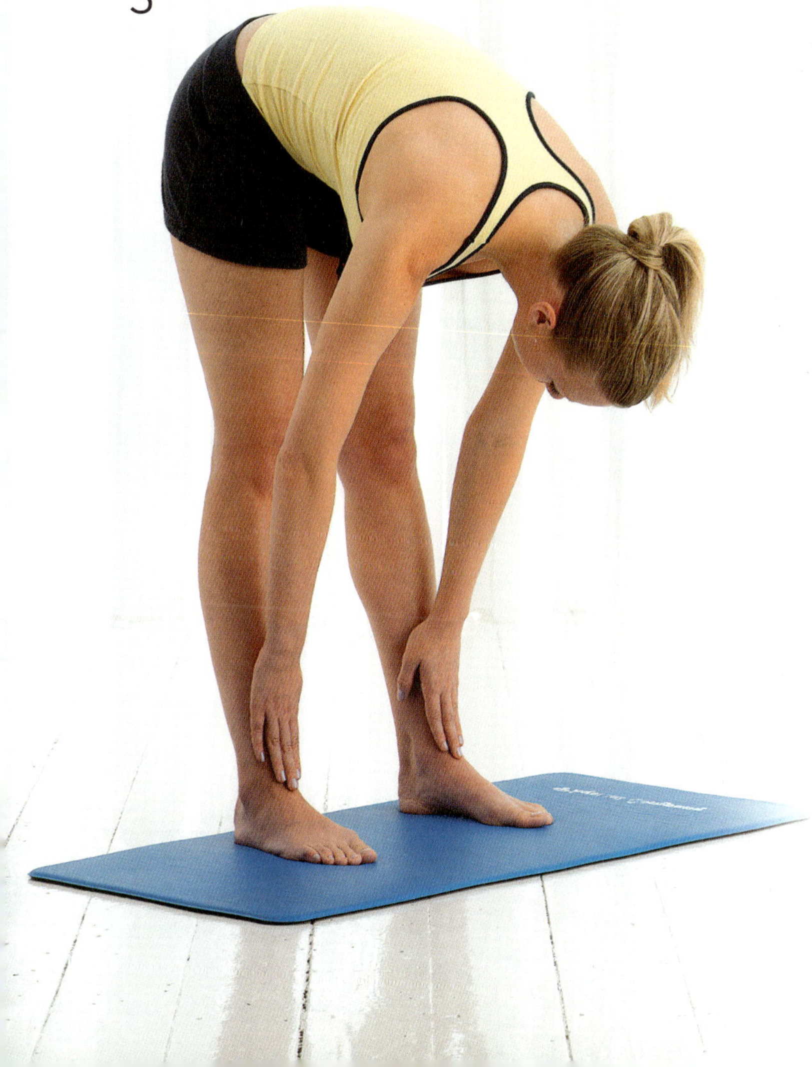

Seitlich beugen

Führen Sie diese Übung niemals zu rasch aus, und heben Sie nicht die Arme über den Kopf, da sie so schwieriger auszuführen ist.

1 Aufrecht hinstellen, die Füße stehen hüftbreit auseinander, die Knie sind leicht gebeugt, die Arme hängen locker an den Seiten herab.

2 Die Bauchmuskeln anspannen, indem der Nabel sanft in Richtung Wirbelsäule gezogen wird.

3 Den Rücken gerade halten und langsam zur Seite beugen, sodass die Hand außen am Bein herabgleitet. Anschließend wieder aufrichten.

4 Die Übung auf der anderen Seite wiederholen und weitere 4-mal pro Seite ausführen.

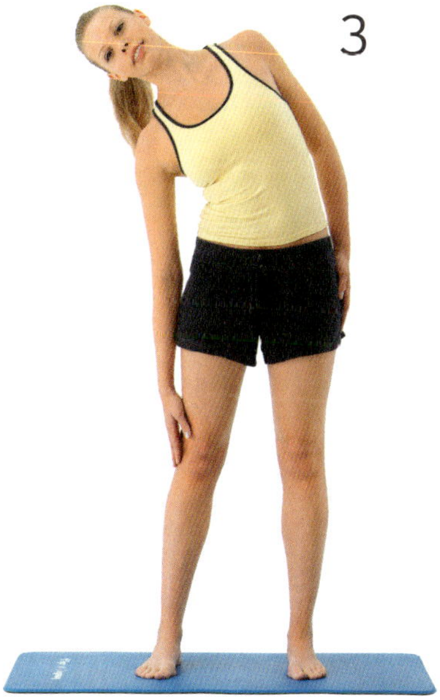

3

ÜBUNGEN IM SITZEN

Diese einfachen Übungen zur Stärkung der Bauchmuskulatur und Korrektur der Körperhaltung können Sie selbst am Schreibtisch und sogar auf Reisen ausführen. Sie benötigen dazu nur einen standfesten Stuhl ohne Rollen mit gerader Rückenlehne.

Bauchtraining sitzend

Diese Übung kräftigt den queren (Musculus transversus abdominis) und den geraden Bauchmuskel (Musculus rectus abdominis).

1 Aufrecht auf einen Stuhl setzen, die Füße stehen flach auf dem Boden, hüftbreit auseinander. Die Knie exakt über den Knöcheln ausrichten, die Handflächen locker auf die Oberschenkel legen.

2 Die Bauchmuskeln anspannen, indem der Nabel sanft in Richtung Rückgrat gezogen wird. Diese Position 10 Sekunden halten, dann entspannen.

3 Die Entspannung 3 Sekunden halten, dann die Übung wiederholen.

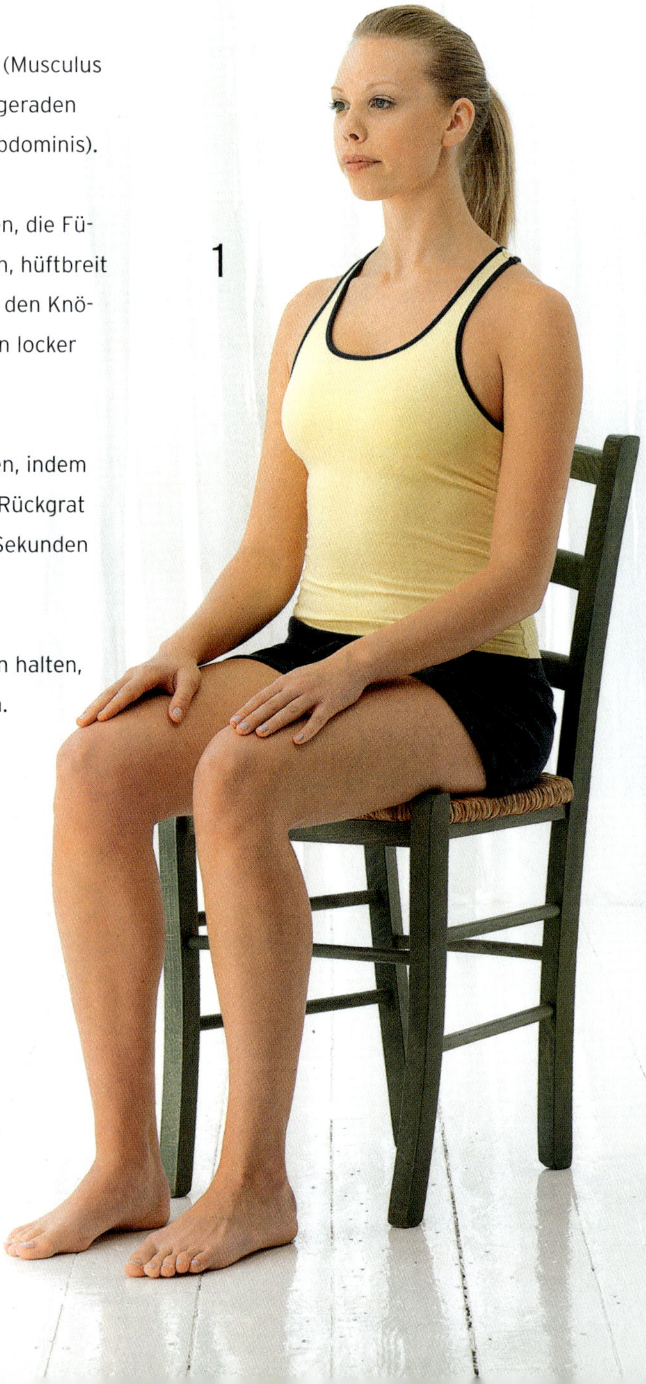

1

HINWEIS

Achten Sie während der Übungen auf eine gleichmäßige Atmung. Wer die Luft anhält, treibt seinen Blutdruck in die Höhe, was während des Trainings gefährlich werden kann.

HINWEIS
Atmen Sie während dieser Übung normal.

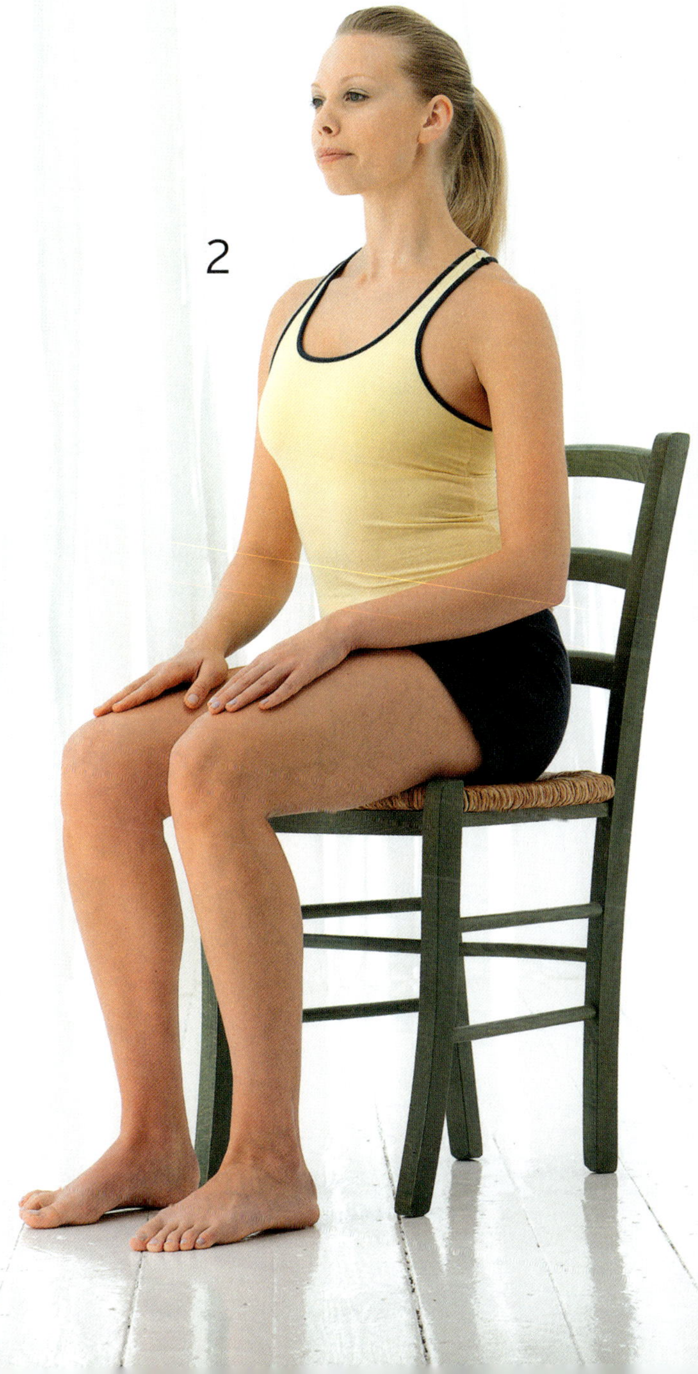

2

Mentale Fitness

Fördern Sie Ihre Trainingsergebnisse, indem Sie sich auf das konzentrieren, was Sie tun, und sich immer wieder sagen, wie gut Sie dies machen. Wer mag, kann auch die Technik der Visualisierung einsetzen, um die Überzeugung zu festigen, dass der eigene Körper immer leistungsfähiger und straffer wird.

Hüfte anheben

Mit dieser Übung werden die schrägen Bauchmuskeln gestärkt und das Becken wird stabilisiert. Auch Schwangere können sie ohne Bedenken ausführen.

1 Aufrecht auf einen Stuhl setzen. Die Handflächen locker auf die Oberschenkel legen. Die Wirbelsäule nach oben strecken.

2 Eine Hüfte in Richtung Rippen anheben. Die Position 10 Sekunden halten.

3 Kurz entspannen und die Übung mit der anderen Hüfte wiederholen.

Richtig sitzen

Die richtige Sitzhaltung kaschiert nicht nur kleine Speckröllchen, sie ist auch eine Wohltat für den Rücken. Setzen Sie sich gerade hin, die Füße stehen flach auf dem Boden und hüftbreit auseinander. Die Knie befinden sich exakt über den Knöcheln. Nicht nach vorn oder hinten kippeln, da dies den unteren Rücken belastet, und möglichst nicht die Beine übereinanderschlagen, da sich so die Wirbelsäule unnatürlich krümmt. Spannen Sie die Bauchmuskeln leicht an, und ziehen Sie nicht die Schultern hoch. Lassen Sie diese vielmehr locker herabhängen, und schieben Sie die Schulterblätter sanft zusammen. Diese Haltung sollte Ihnen in Fleisch und Blut übergehen – sie wird Ihnen gut tun. Sie können sogar tiefer einatmen, da der Unterleib so nicht eingequetscht wird.

ÜBUNGEN IM SITZEN

2

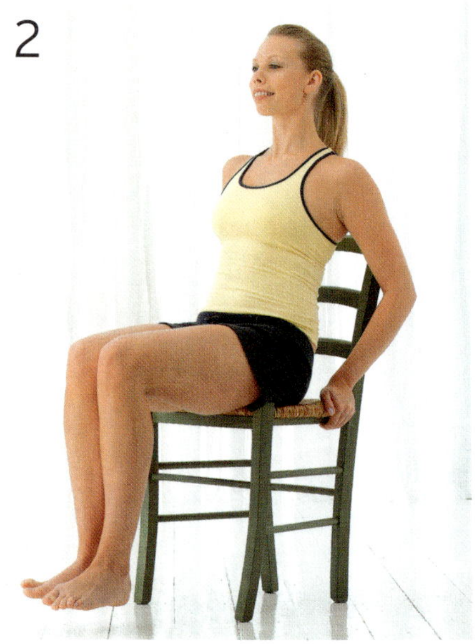

3

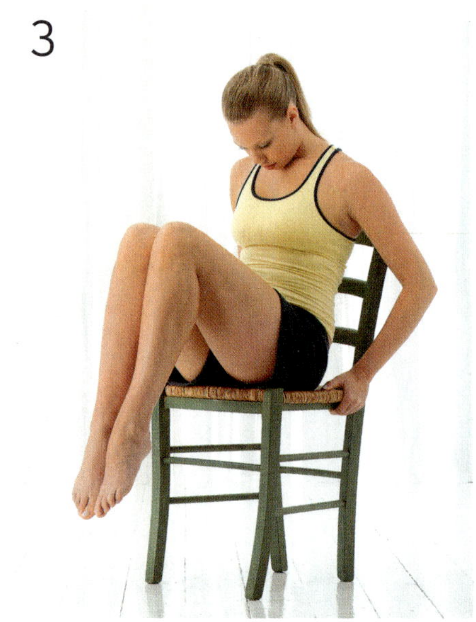

Knie sitzend anheben

Mit dieser Übung stärken Sie den geraden Bauchmuskel, der sich über den Vorderbauch erstreckt. Achten Sie während der Durchführung auf kontrollierte, fließende Bewegungen.

1 Auf eine Stuhlkante setzen. Die Knie sind eng beieinander, die Füße flach auf dem Boden. Mit den Händen am Stuhlrand festhalten und die Bauchmuskeln anspannen.

2 Leicht zurücklehnen und die Füße wenige Zentimeter vom Boden abheben, die Knie dabei weiterhin zusammenhalten.

3 Nun die Knie langsam in Richtung Brustkorb heben und den Oberkörper vorbeugen. Dann die Füße wieder auf den Boden senken. Anschließend 3 Sekunden entspannen, dann die Übung wiederholen.

Bewegungen kontrollieren

Achten Sie darauf, alle Bewegungen langsam und mit Bedacht auszuführen. Sie sollten sich vollständig auf das konzentrieren, was Sie gerade tun, und dabei darauf achten, wie der Körper auf die jeweiligen Übungen reagiert. Wenn Sie Schmerzen empfinden, führen Sie die Übung vermutlich nicht korrekt aus. Auch schnelle Bewegungen sind falsch – alle Übungen sollten sanft und kontrolliert ausgeführt werden. So werden die Muskeln auf natürliche Weise trainiert.

HINWEIS

Lehnen Sie sich nicht zu weit nach vorn, Sie könnten sonst vom Stuhl fallen.

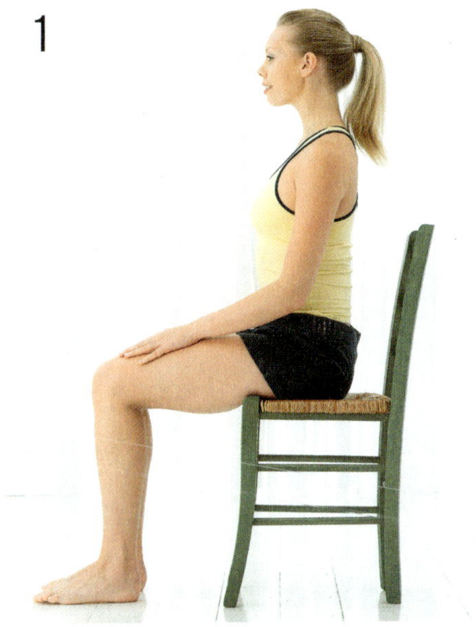

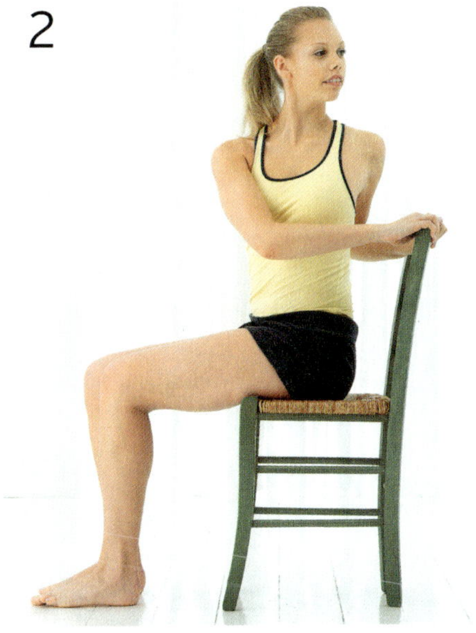

Drehen der Wirbelsäule

Diese Übung lockert Ihre Wirbelsäule und bereitet sie auf anstrengendere Übungen vor.

1 Aufrecht auf einen Stuhl setzen. Die Handflächen ruhen auf den Oberschenkeln, die Knie stehen gerade über den Knöcheln

2 Die Bauchmuskeln anspannen und den Oberkörper langsam nach links drehen, bis die Stuhllehne mit beiden Händen gefasst werden kann; Knie und Hüften bleiben dabei nach vorn gerichtet. Die Drehung 10 Sekunden halten, dann den Oberkörper wieder gerade ausrichten. Anschließend die Übung zur rechten Seite hin wiederholen.

Ballübung

Sie können Ihre Bauchmuskeln auch mit einem Sitzball trainieren. Da der mit Luft gefüllte Ball keine starre Oberfläche besitzt, ist es vergleichsweise schwer, das Gleichgewicht zu halten, wenn man sich darauf setzt. Und hier kommen die Bauchmuskeln ins Spiel, denn sobald Sie diese entspannen, verlieren sie die Kontrolle über Ihr Gleichgewicht. Daher trainiert allein schon das zeitweilige Anheben der Füße während des Sitzens auf dem Ball Ihre Rücken- und Bauchmuskulatur. Darüber hinaus beugen Sie mit einem Sitzball Rückenverletzungen vor und verbessern Ihre Haltung.

HINWEIS

Sobald Sie Schmerzen empfinden, den Oberkörper nicht weiter drehen.

VIERFÜSSLERSTAND

Im Vierfüßlerstand zu trainieren heißt, gegen die Schwerkraft zu arbeiten und die Muskeln stark zu beanspruchen. Wichtig ist, dass Sie dabei die Ellbogen locker halten und nicht ganz durchstrecken.

Bauchmuskeln anspannen

Diese Übung ist auch unter dem Namen „Katzenbuckel" bekannt. Sie fördert die Verkürzung der Bauchmuskeln, was wiederum der Körperhaltung zugute kommt und den Bauch flacher macht.

1

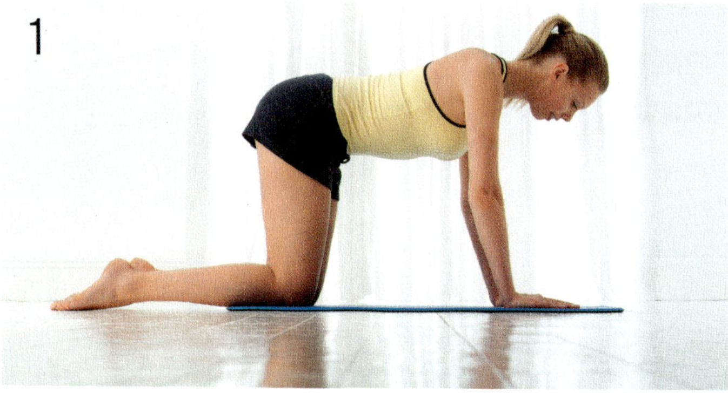

HINWEIS

Drücken Sie den Unterleib mithilfe der tief liegenden Bauchmuskeln hoch, nicht durch Krümmung der Wirbelsäule.

2

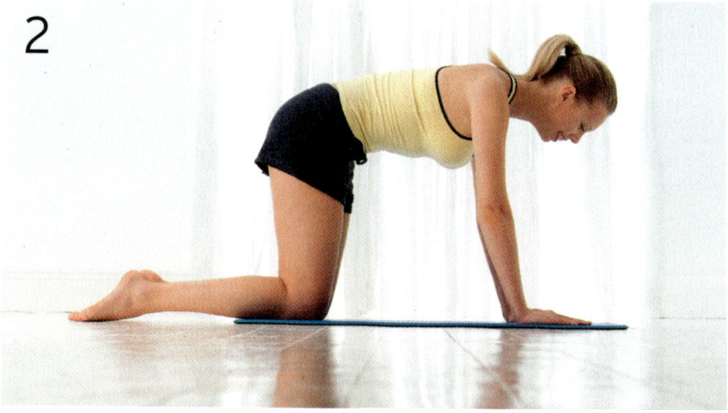

1 In den Vierfüßlerstand gehen, die Hände sind schulterbreit auseinander, die Ellbogen leicht gebeugt, die Knie befinden sich auf einer Höhe mit den Hüften. Kopf und Oberkörper in einer geraden Linie ausrichten und zu Boden schauen; das Kinn dabei aber nicht gegen den Brustkorb lehnen.

2 Die Bauchmuskeln zunächst entspannen, dann den Nabel langsam in Richtung Wirbelsäule ziehen.

3 Die Position 10 Sekunden halten, dann langsam entspannen. Während der Übung langsam und gleichmäßig atmen.

Mühlrad-Stellung

Diese Übung stärkt den queren Bauchmuskel, der die tiefste Schicht aller Bauchmuskeln bildet. Hier wird der Körper mit den Knien abgestützt. Fortgeschrittene können sich wie beim Liegestütz auf die Zehenspitzen stützen, um den Trainingseffekt zu verstärken.

1 Die Ausgangsposition ähnelt der des klassischen Liegestütz, die Knie bleiben allerdings am Boden und die Füße werden angehoben. Die Fingerspitzen zeigen nach vorn, die Arme sind gerade, aber leicht angewinkelt. Der Kopf bildet eine gerade Linie mit dem Oberkörper und die Füße berühren einander. Nun die Schulterblätter nach unten ziehen, den Rücken aber nicht durchhängen lassen und das Gesäß nicht ausstrecken.

2 Diese Position 10 Sekunen halten, dabei auf eine gleichmäßige Atmung achten.

Richtiges Atmen

Unsere Atmung isf für uns etwas Selbstverständliches, dennoch atmen die meisten Menschen nur mit dem oberen Drittel der Lunge. Lernen Sie, richtig zu atmen, denn wenn alle Körperzellen ausreichend mit Sauerstoff versorgt werden, können Sie Ihre gesamte Gesundheit stärken. Die Bauchatmung ermöglicht eine viel tiefere Atmung. Mithilfe des Zwerchfells (eine Muskel-Sehnen-Platte, die Brust- und die Bauchhöhle voneinander trennt) wird die Lunge ohne Anstrengung gefüllt und wieder entleert. Atmen Sie langsam durch die Nase ein und beobachten Sie, wie sich der Bauch anhebt. Halten Sie den Atem einige Sekunden an und atmen Sie dann langsam durch den Mund wieder aus.

HINWEIS

Für Menschen mit Schulterproblemen ist diese Übung ungeeignet. Wenn Sie ein Ziehen im Rücken verspüren, stellen Sie die Knie weiter auseinander.

1

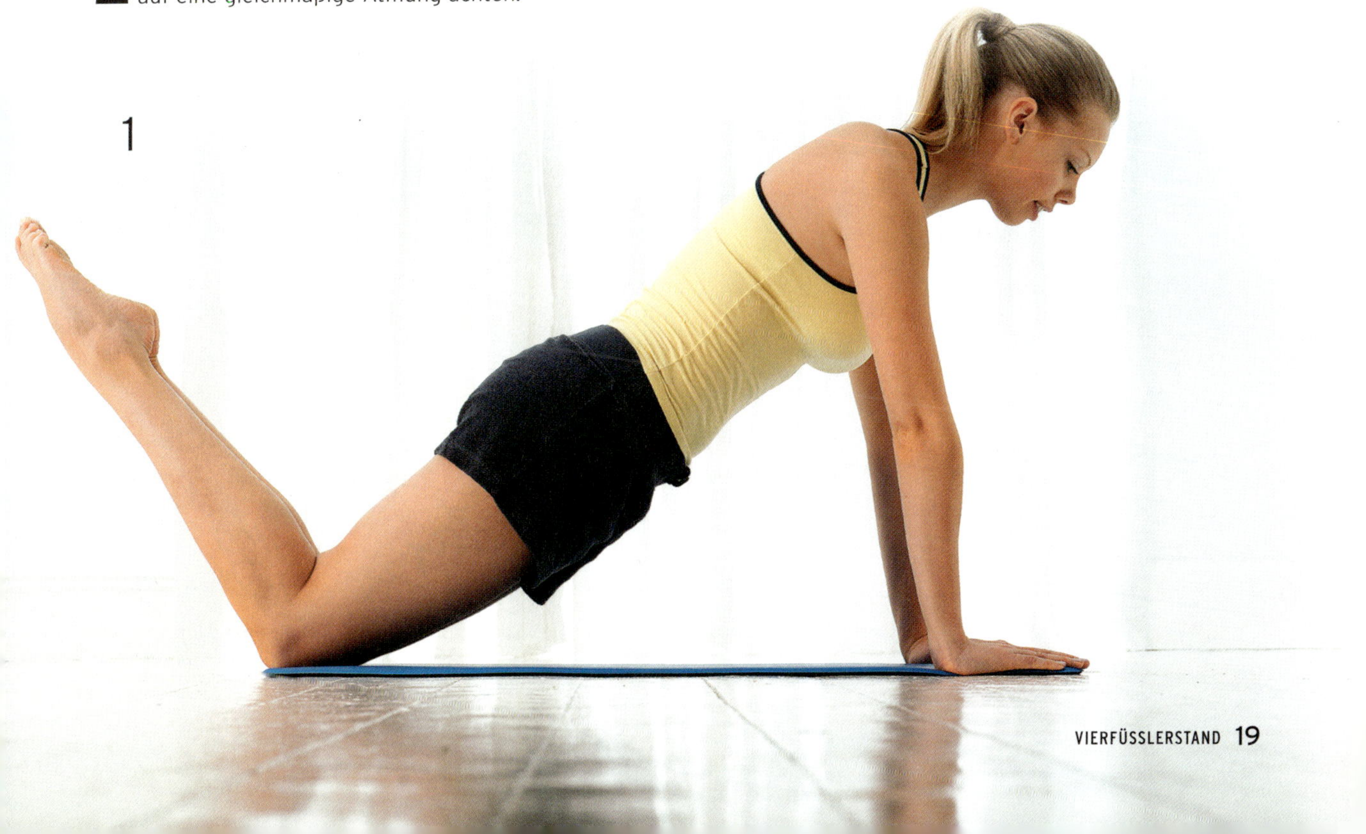

BECKENÜBUNGEN

Diese einfachen Übungen festigen und stärken die Bauchmuskulatur, ohne den Rücken zu belasten.

Einfaches Beckenkippen

Eine ideale Übung für die Körperformung nach der Schwangerschaft.

2

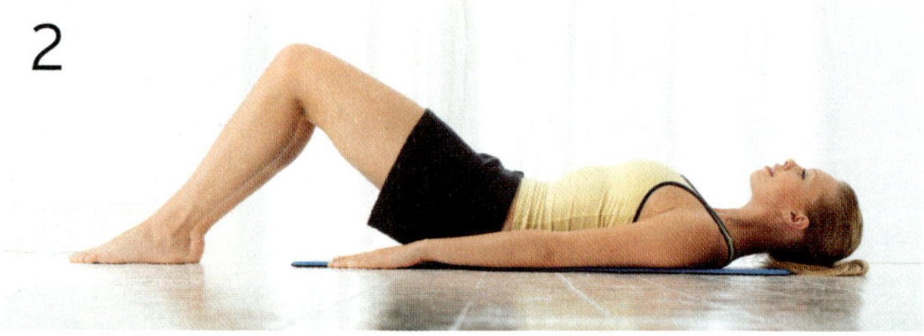

1 Auf den Rücken legen und die Knie anwinkeln. Die Füße stehen hüftbreit auseinander flach auf dem Boden. Die Stellung der Wirbelsäule ist neutral. Nun die Arme neben den Körper legen, sodass die Handflächen flach auf dem Boden liegen, und die Bauchmuskeln anspannen.

2 Den unteren Rückenbereich zu Boden drücken und das Becken langsam nach oben kippen, sodass sich das Schambein hebt. Dann zurück in die Ausgangsposition.

3 Die Übung langsam und in gleichmäßigem Rhythmus mehrmals wiederholen.

Beine schieben

Auch dies ist eine recht einfache Übung zur Stärkung der Bauchmuskeln.

4

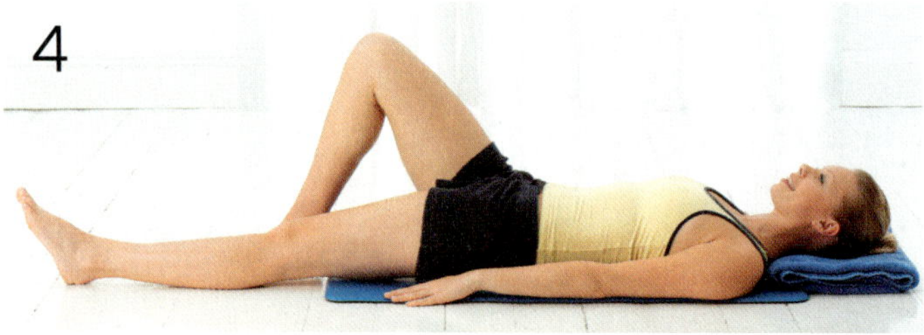

1 Auf den Rücken legen und die Knie anwinkeln. Die Füße stehen flach auf dem Boden, die Arme liegen neben dem Körper, die Handflächen zeigen zu Boden. Wer mag, kann Kopf und Nacken mit einem flachen Kissen oder einem Handtuch stützen.

2 Die Bauchmuskeln anspannen, indem der Nabel sanft in Richtung Rückgrat gezogen wird.

3 Nun das Becken sanft nach oben kippen, sodass sich das Schambein hebt.

4 Die Zehen eines Fußes anheben und das Bein so weit wie möglich nach vorn schieben, die Ferse bleibt am Boden.

5 Die Position 3 Sekunden halten, dann in die Ausgangsposition zurückkehren und das andere Bein schieben.

Beine heben

Diese Übung trainiert die tief liegenden Bauchmuskeln. Richtig ausgeführt, ist sie ziemlich anstengend. Wenn sie Ihnen leicht erscheint, führen Sie sie möglicherweise falsch aus!

1 Auf den Rücken legen und die Knie anwinkeln. Die Füße stehen hüftbreit auseinander flach auf dem Boden. Die Stellung der Wirbelsäule ist neutral. Die Arme liegen neben den Körper, die Handflächen zeigen nach oben.

2 Die Beine anheben, sodass sie in einem 90-Grad-Winkel zum Körper stehen.

3 Die Bauchmuskeln anspannen und ein Bein langsam zu Boden senken. Dann wieder anheben.

4 Die Übung mit dem anderen Bein wiederholen.

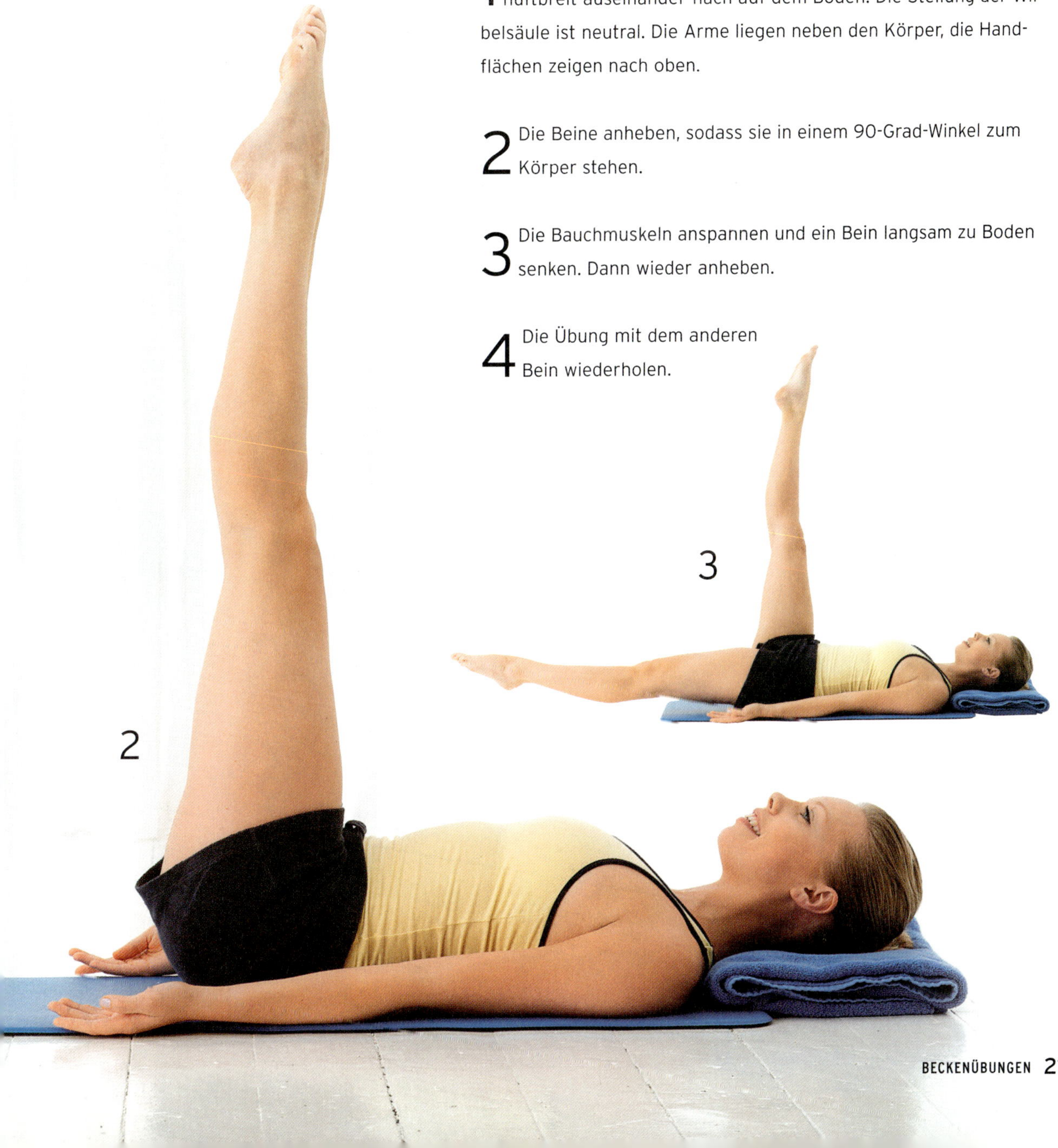

3

2

ALLES ÜBER CURLS

Diese Übungen kräftigen den geraden Bauchmuskel, der vom Brustbein zum Schambein verläuft. Wenn Sie Kopf und Schultern anheben, zieht sich der Muskel an beiden Enden zusammen. Für Personen mit Nackenproblemen sind diese Übungen jedoch ungeeignet.

1

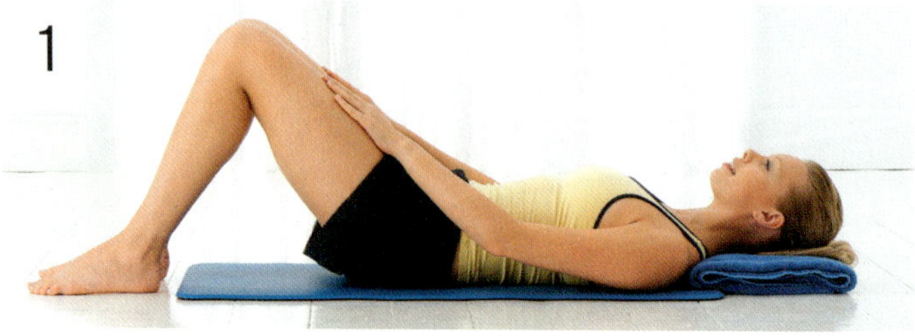

HINWEIS

Die Hände beim Curling nie in den Nacken legen. Dies kann die Nackenmuskeln überdehnen und die Nackenwirbel überstrecken.

Kleiner Curl-up

Verabschieden Sie sich von rückenschädigenden Sit-ups. Curl-ups sind viel schonender und ebenso effektiv.

1 Auf den Rücken legen. Kopf und Nacken mit einem flachen Kissen oder einem Handtuch stützen. Die Füße stehen hüftbreit auseinander flach auf dem Boden, die Knie sind angewinkelt. Die Hände ruhen auf den Oberschenkeln.

2 Die Wirbelsäule neutral ausrichten und die Bauchmuskeln anspannen. Dann die Wirbelsäule beugen, um Kopf und Schultern etwa 30 Grad anzuheben; die Hände gleiten dabei in Richtung Knie, der untere Rückenbereich bleibt in Kontakt mit dem Boden. Anschließend langsam in die Ausgangsposition zurückkehren.

Um den Schwierigkeitsgrad zu erhöhen, die Arme bei der Beugung über dem Brustkorb kreuzen. Wenn Ihnen auch dies leicht fällt, legen Sie die Fingerspitzen an die Schläfen.

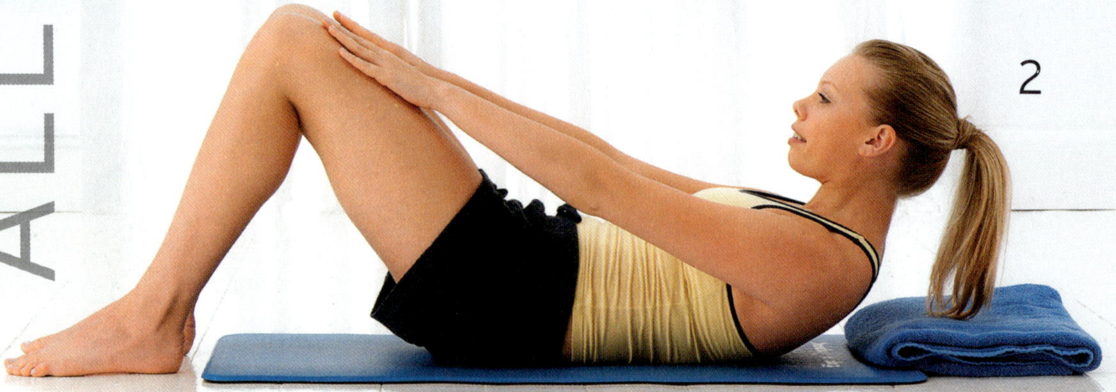

2

So führen Sie Curl-ups richtig aus:

- Die Knie immer leicht beugen.
- Beim Beugen ausatmen, beim Entspannen einatmen.
- Während der Übung nie die Luft anhalten – dadurch erhöhen Sie Ihren Blutdruck, was gefährliche Gesundheitsschäden zur Folge haben kann.
- Alle Übungen langsam und kontrolliert ausführen.
- Die Hände nie in den Nacken legen, da sich dabei die Nackenwirbel überstrecken können.

2

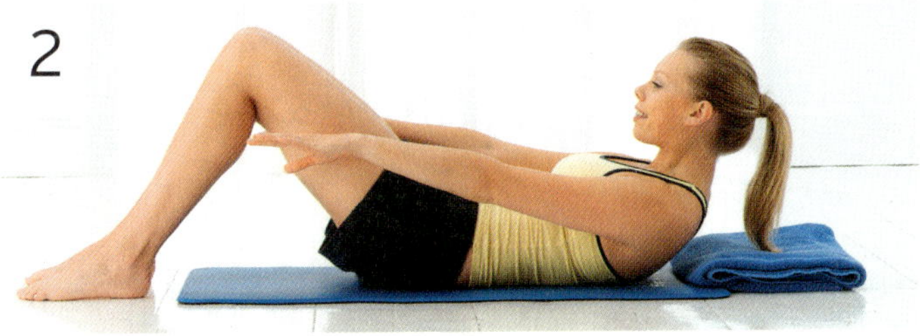

Großer Curl-up

Diese Übung trainiert den geraden Bauchmuskel sehr intensiv, da der anstrengendste Teil des kleinen Curl-ups hier wiederholt wird.

1 Auf den Rücken legen, die Füße stehen flach auf dem Boden, die Knie sind angewinkelt. Die Arme liegen neben dem Körper, die Handflächen zeigen nach unten. Die Wirbelsäule ist neutral ausgerichtet.

2 Die Bauchmuskeln anspannen. Dann Kopf und Schultern langsam anheben und den Oberkörper aufwärts beugen; dabei die Arme nach vorn strecken.

3 Die Beuge fortführen, bis der Oberkörper etwa 30 Grad angehoben ist, dann die Arme ausstrecken und den Oberkörper jeweils ein paar Zentimeter vor- und zurückbewegen.

4 Die Übung mehrmals wiederholen, dann in die Ausgangsposition zurückkehren.

3

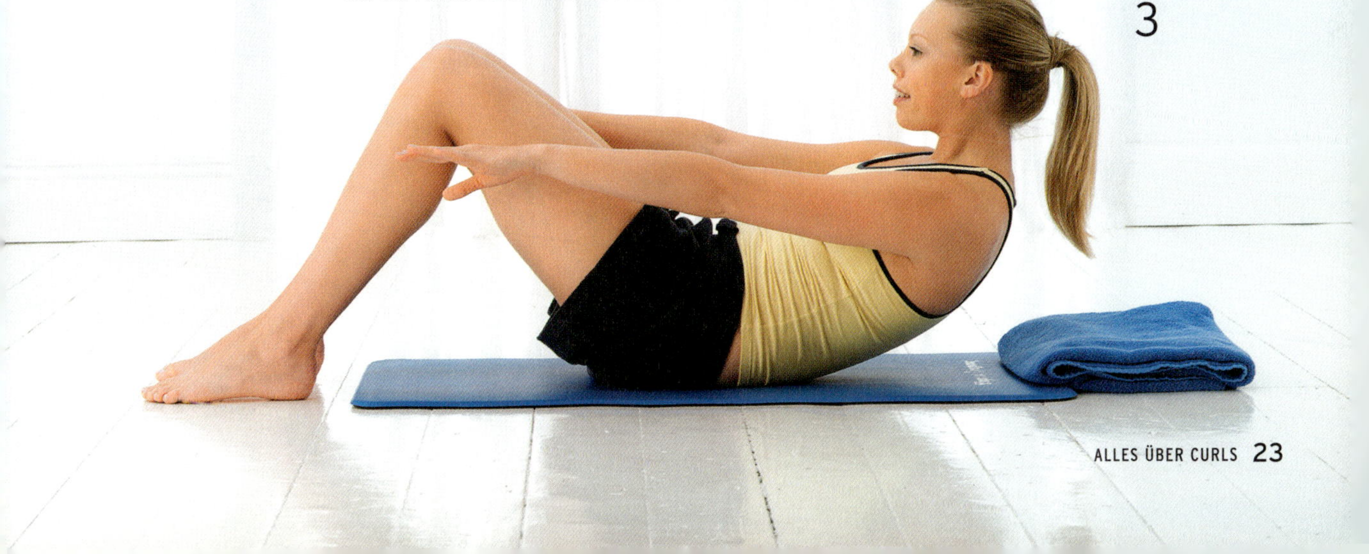

SCHRÄGE CURLS

Curls mit Drehungen trainieren die schrägen und den geraden Bauchmuskel gleichzeitig, wodurch nicht nur die Taille gestrafft wird, sondern auch die Bauchmuskeln gefestigt werden.

Schräger Basis-Curl

1 Auf den Rücken legen, die Füße stehen hüftbreit auseinander flach auf dem Boden. Die Fingerspitzen an die Schläfen legen. Das linke Bein anheben und den Fuß auf den rechten Oberschenkel legen – das abgestützte linke Bein wird so leicht nach außen gedreht. Die Wirbelsäule neutral halten und die Bauchmuskeln anspannen.

2 Den Rumpf nach links wenden und nach oben beugen; dabei ausatmen. Den rechten Ellbogen in Richtung des rechten Knies bewegen. Die linke Seite bleibt am Boden, um den Rücken zu stützen.

3 In die Ausgangsposition zurückkehren und dabei einatmen.

4 Anschließend die Übung auf der anderen Seite wiederholen.

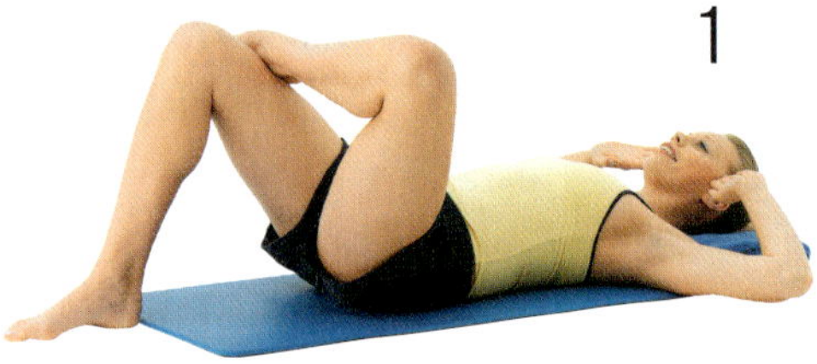

1

2

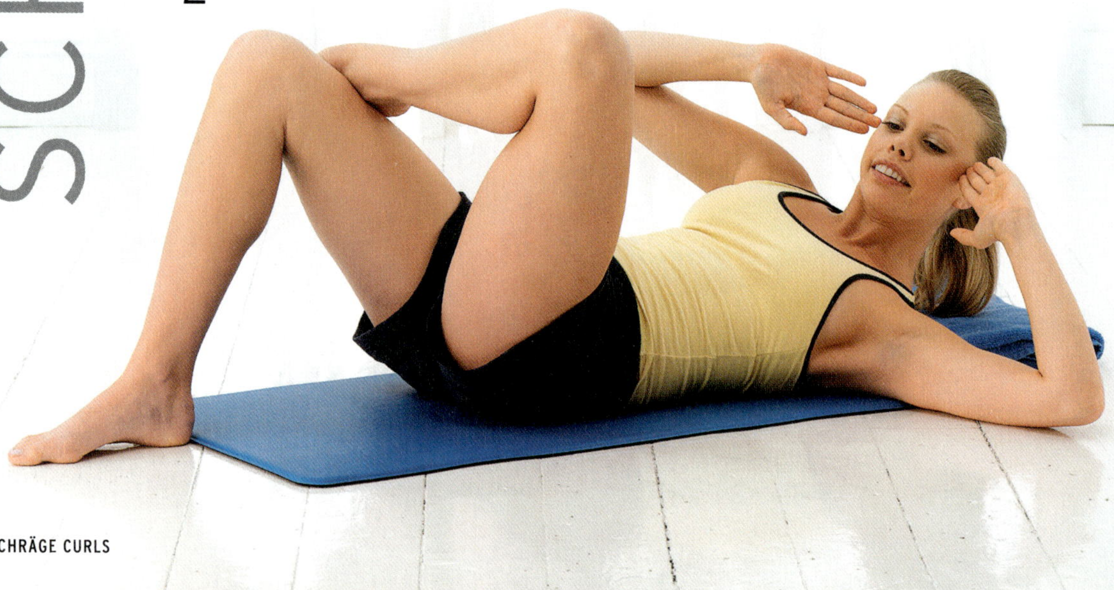

Schräger Intensiv-Curl

1 Auf den Rücken legen. Die Wirbelsäule neutral halten, die Knie anwinkeln und die Füße hüftbreit voneinander entfernt flach auf den Boden stellen. Die Fingerspitzen der rechten Hand an die rechte Schläfe legen. Das linke Bein anheben und den Fuß auf den rechten Oberschenkel legen. Dann mit der linken Hand den linken Oberschenkel von innen umfassen und nach außen drücken.

2 Einatmen und die Bauchmuskeln anspannen. Dann schräg nach links hochbeugen und den rechten Ellbogen zum linken Knie führen; dabei ausatmen.

3 In die Ausgangsposition zurückkehren und dabei einatmen. Anschließend die Übung auf der anderen Seite wiederholen.

Nackenstütze

Viele Menschen klagen zu Beginn eines Bauchmuskeltrainings über Nackenschmerzen. Diese bieten jedoch selten Grund zur Sorge. In der Regel handelt es sich um Muskelkater, da zum Anheben von Kopf und Schultern die Nacken- und nicht die Bauchmuskulatur angespannt wird. Abhilfe kann ein Handtuch schaffen, das unter den Kopf gelegt wird. Fassen Sie es an beiden Seiten und halten Sie es straff, während Sie sich hochbeugen. So wird der Nacken gestützt.

HINWEIS

Personen mit Nackenproblemen sollten auf diese Übung verzichten.

1

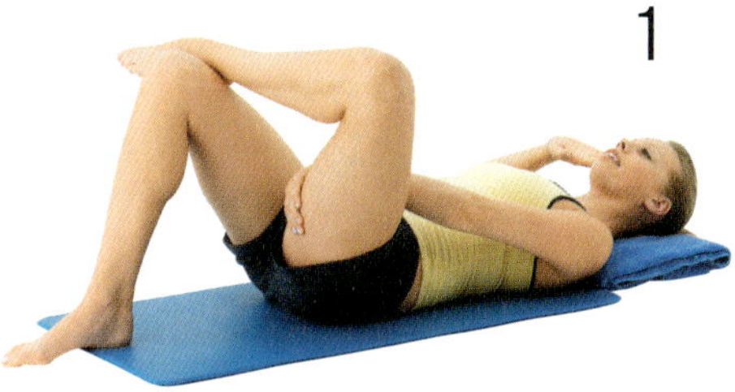

2

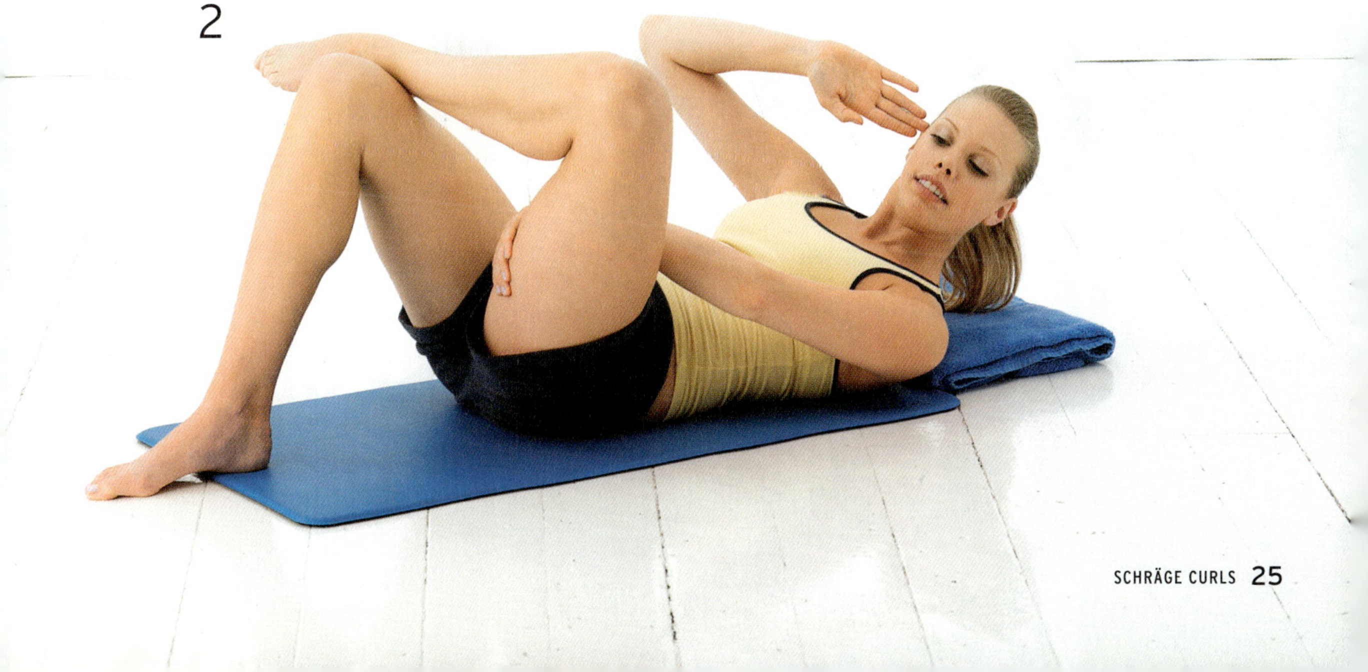

UMKEHR-CURLS

Umkehr-Curls eignen sich hervorragend, um sowohl den queren Bauchmuskel, der am tiefsten liegt und die Taille wie ein Korsett umschließt, als auch den geraden Bauchmuskel, der für den Sixpack-Look verantwortlich ist, zu trainieren.

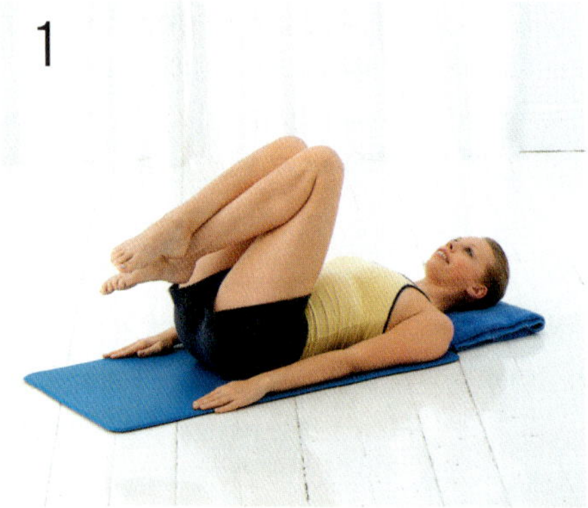

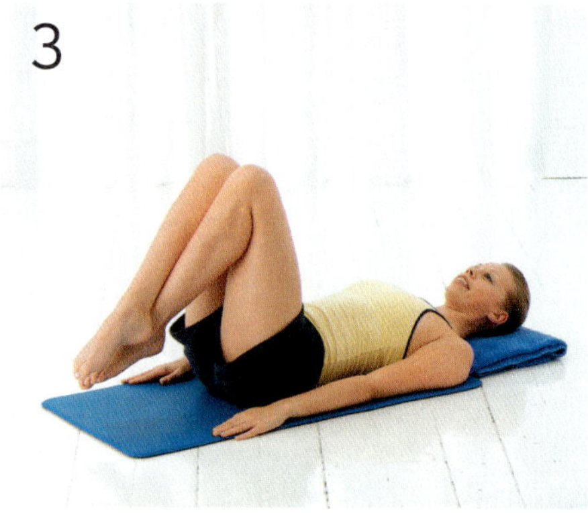

Umkehr-Curl

Achten Sie bei dieser Übung unbedingt darauf, den Rücken gerade zu halten.

1 Auf den Rücken legen. Die Wirbelsäule befindet sich in neutraler Stellung, die Arme liegen seitlich neben dem Oberkörper, die Handflächen zeigen nach unten. Dann die Knie in Richtung Oberkörper ziehen und die Fußgelenke kreuzen.

2 Die Bauchmuskeln anspannen, indem Sie den Nabel in Richtung Wirbelsäule ziehen.

3 Die Knie so weit wie möglich in Richtung Brustkorb ziehen, dann wieder absenken.

HINWEIS

Achten Sie stets auf eine gleichmäßige Atmung.

Wie unsere Muskeln arbeiten

Muskeln bestehen aus unzähligen kleinen Eiweißfasern, die sich zur Auslösung einer Bewegung zusammenziehen und wieder entspannen. Die meisten Muskeln können willentlich gesteuert werden und sind durch Sehnen mit einem Knochen verbunden. Um eine Bewegung zu erzeugen, sendet das Gehirn elektrische Signale durch die Nervenbahnen zu den Muskeln, woraufhin sich die Zellen in den Muskeln zusammenziehen. Daraufhin wiederum werden die Sehnen angezogen, die mit den Gelenkknochen verbunden sind. Muskeln arbeiten immer paarweise, wodurch Knochen in zwei Richtungen bewegt werden können. Für die meisten Bewegungen ist der Einsatz mehrerer Muskelgruppen erforderlich.

Intensiver Umkehr-Curl

1 Auf den Rücken legen. Die Wirbelsäule befindet sich in neutraler Stellung. Die Hände entweder seitlich neben den Kopf legen oder mit den Handflächen nach unten neben den Oberkörper. Nun die Knie anwinkeln, die Oberschenkel senkrecht in die Höhe halten und die Fußgelenke kreuzen.

2 Die Bauchmuskeln anspannen.

3 Das Becken nach vorn kippen, sodass sich das Gesäß vom Boden hebt; die Beine dabei ruhig halten. Dann das Becken in die Ausgangsposition zurückführen.

Vergessen Sie Sit-ups!

Verzichten Sie auf das vollständige Aufrichten des Rumpfs, wie es bei klassischen Sit-ups erforderlich ist, denn Curls sind viel effektiver und auch schonender. Um einen Muskel effizient zu trainieren, muss eine Übung gezielt auf ihn ausgerichtet sein. Bei einem Sit-up werden jedoch nur während der ersten 30 Grad der Beugebewegung die Bauchmuskeln trainiert, danach übernehmen die Hüftmuskeln die Arbeit, auf die bei der Sit-up-Beuge sehr viel Druck ausgeübt wird, was den unteren Rückenbereich enorm belastet.

3

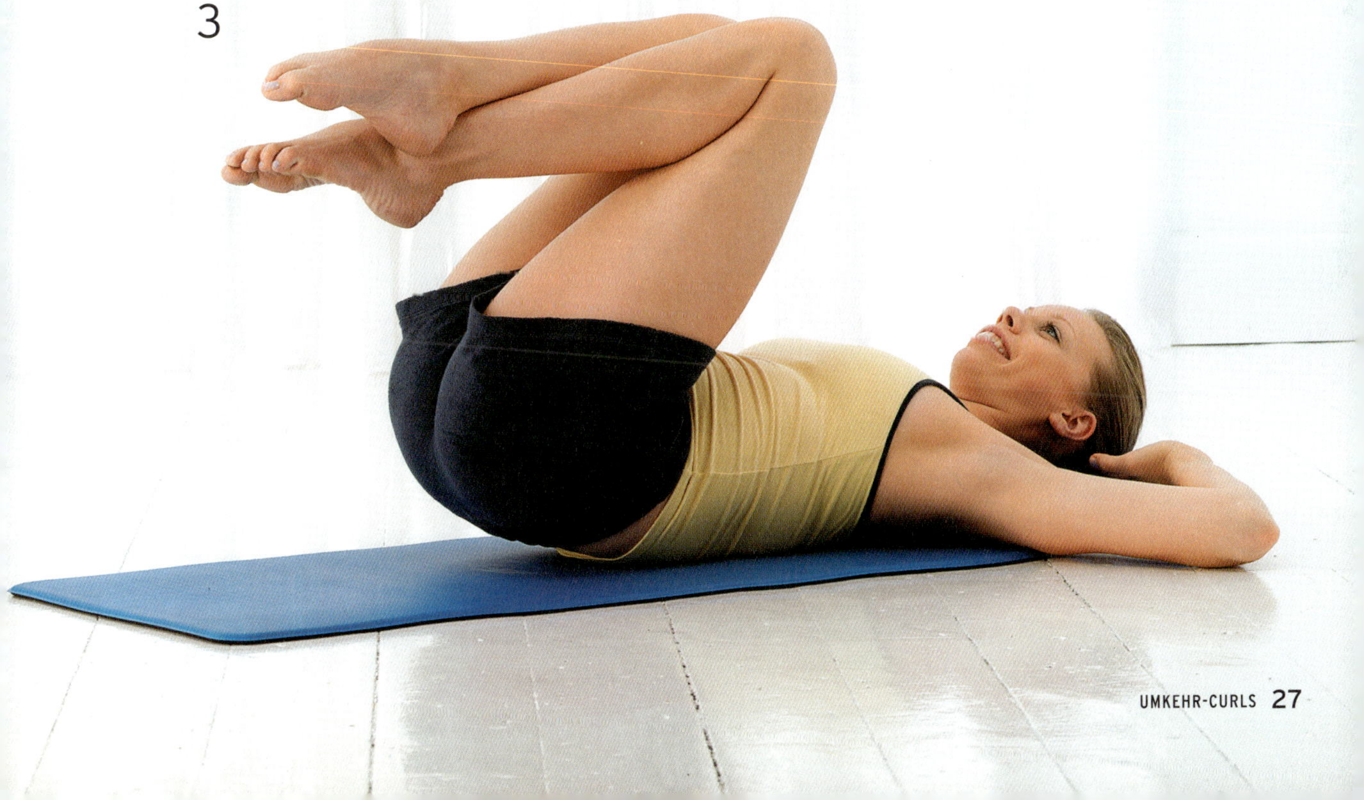

CURLS FÜR KÖNNER

Für diese Übungen benötigen Sie kräftige Bauchmuskeln, sie sind also für Anfänger nicht geeignet. Stärken Sie Ihre Bauchmuskulatur zunächst ein paar Wochen lang mit regelmäßigen Trainingseinheiten, bevor Sie sich an diese Übungen wagen.

Hand ausstrecken

Durch die kleinen, kontrollierten Bewegungen wird Ihr Bauch besonders stark trainiert.

1 Auf den Rücken legen. Die Knie sind angewinkelt, die Füße stehen flach auf dem Boden hüftbreit voneinander entfernt. Die Arme liegen seitlich neben dem Körper, die Handflächen zeigen nach unten.

2 Nun Kopf und Schultern in einem 30-Grad-Winkel vom Boden abheben. Diese Position halten und die rechte Hand zur rechten Wade hin ausstrecken.

3 Insgesamt 10-mal leicht vor- und zurückbewegen, dann in die Ausgangsposition zurückkehren; dabei stets auf eine gleichmäßige Atmung achten.

4 Die Übung auf der linken Seite wiederholen.

4

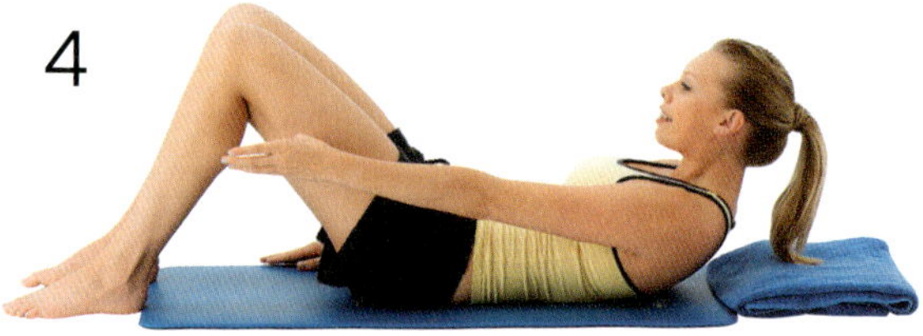

2

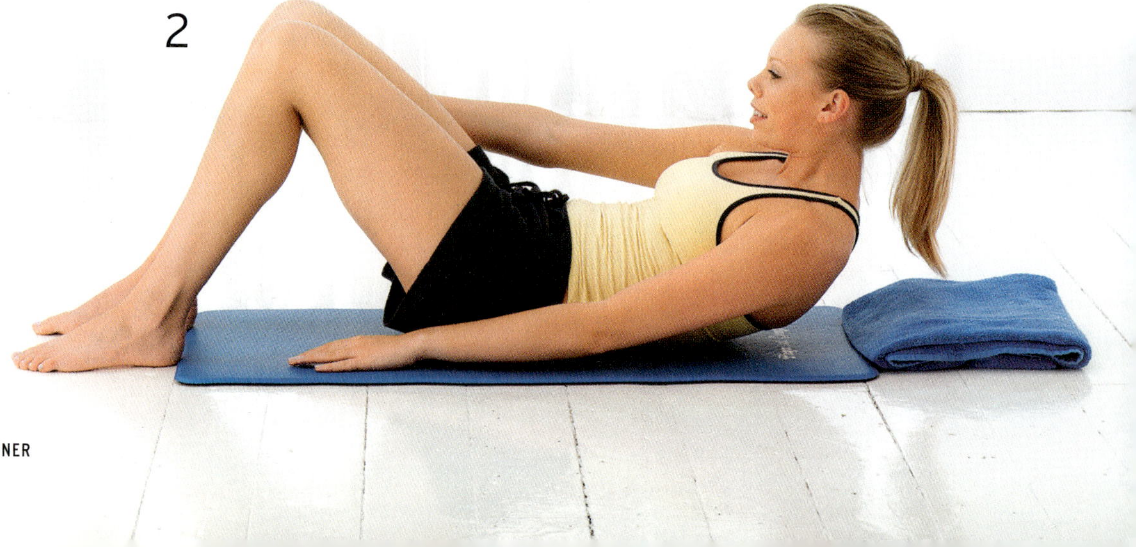

Curl mit ausgestreckten Armen

Wenn Sie die Basis-Curls bequem ausführen können, sind Sie für diese Übung fit genug.

1 Auf den Rücken legen. Die Wirbelsäule neutral halten, die Knie sind angewinkelt, die Füße stehen flach auf dem Boden hüftbreit voneinander entfernt. Beide Arme über dem Kopf ausstrecken.

2 Kopf und Schultern mithilfe der Bauchmuskeln langsam vom Boden anheben. Die Arme dabei parallel zu den Ohren halten.

3 Die Bewegung fortsetzen, bis der Oberkörper in einem Winkel von 30 Grad angehoben ist.

4 Diese Position 2 Sekunden halten, dann langsam in die Ausgangsposition zurückkehren; dabei einatmen.

1

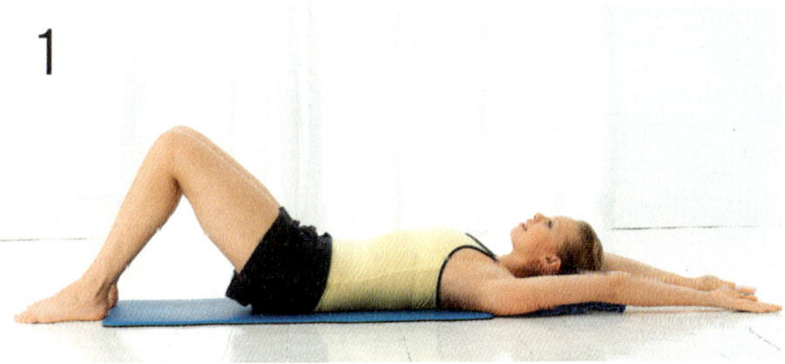

2

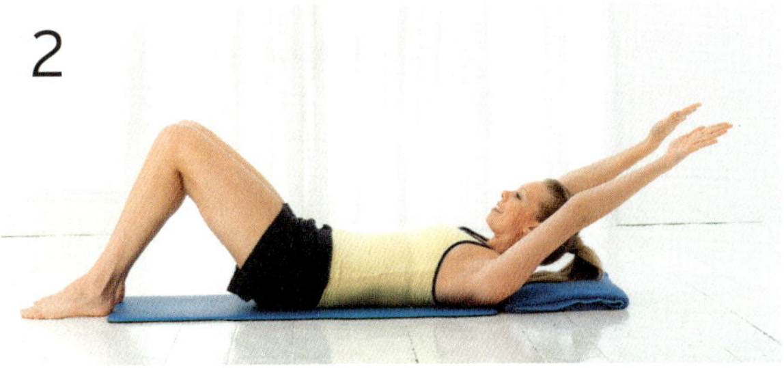

1

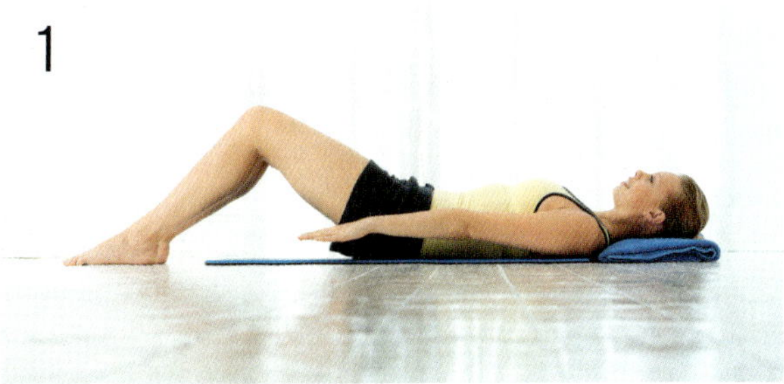

2

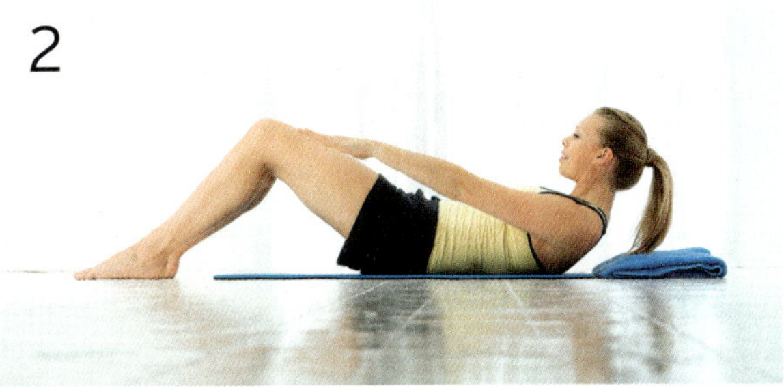

Die Hundert

Diese Pilates-Übung – eine Trainingsform, die besonders von Tänzern geschätzt wird – kräftigt den gesamten Bauchbereich. Wer ihre Intensität steigern will, führt sie mit gestreckten Beinen aus (die Knie bleiben dabei allerdings leicht gebeugt).

1 Auf den Rücken legen, die Arme schweben mit den Handflächen nach unten neben dem Körper über dem Boden. Die Knie sind angewinkelt, die Füße stehen flach auf dem Boden. Die Wirbelsäule ist neutral ausgerichtet, die Bauchmuskeln sind gespannt.

2 Kopf und Schultern anheben, der untere Rückenbereich bleibt am Boden. Aus dieser Position heraus die Arme auf und ab bewegen, dabei langsam ein- und ausatmen. Insgesamt je 5 Aufwärts- und 5 Abwärtsbewegungen ausführen.

CURLS FÜR KÖNNER

Beide Beine nach vorn

Mit dieser Übung wird der quere Bauchmuskel trainiert.

1 Auf den Boden setzen, die Knie anwinkeln, die Füße parallel nebeneinander stellen, sodass nur die Zehen den Boden berühren.

2 Den Oberkörper leicht zurücklehnen und mit den Armen hinter dem Körper abstützen; die Handflächen zeigen dabei zu Boden.

3 Die Bauchmuskeln anspannen und beide Beine nach vorn ausstrecken; dabei aber nicht ganz durchdrücken.

4 Nun in die Ausgangsposition zurückkehren.

Vorteilhafte Kleidung

Finden Sie für sich selbst einen passenden, vorteilhaften Kleidungsstil, und akzeptieren Sie Ihre Figur, so wie sie ist. Verbergen Sie Ihre Rundungen nicht unter extraweiten T-Shirts und schlabberigen Jogginghosen – dadurch signalisieren Sie, dass Sie mit sich selbst nicht zufrieden sind. Wählen Sie Kleidungsstücke, die zu ihrem Typ passen – bauchfreie, ärmellose Tops etwa sind für fülligere Menschen selten eine gute Wahl. Hochhackige Schuhe sollten Sie nur zu speziellen Anlässen tragen. Die Absätze ruinieren eine gute Körperhaltung, denn sie schieben das Körpergewicht nach vorn.

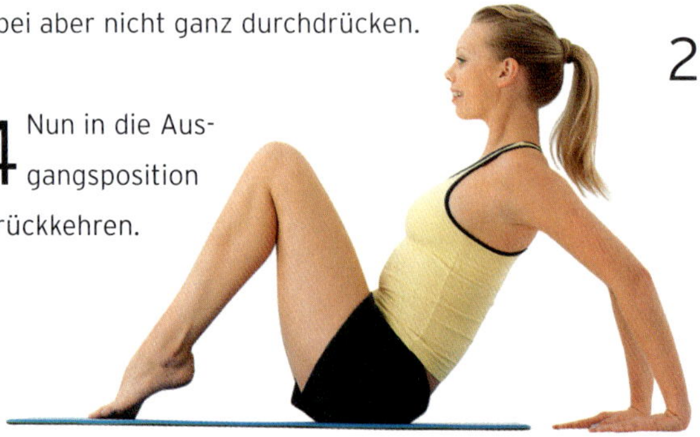
2

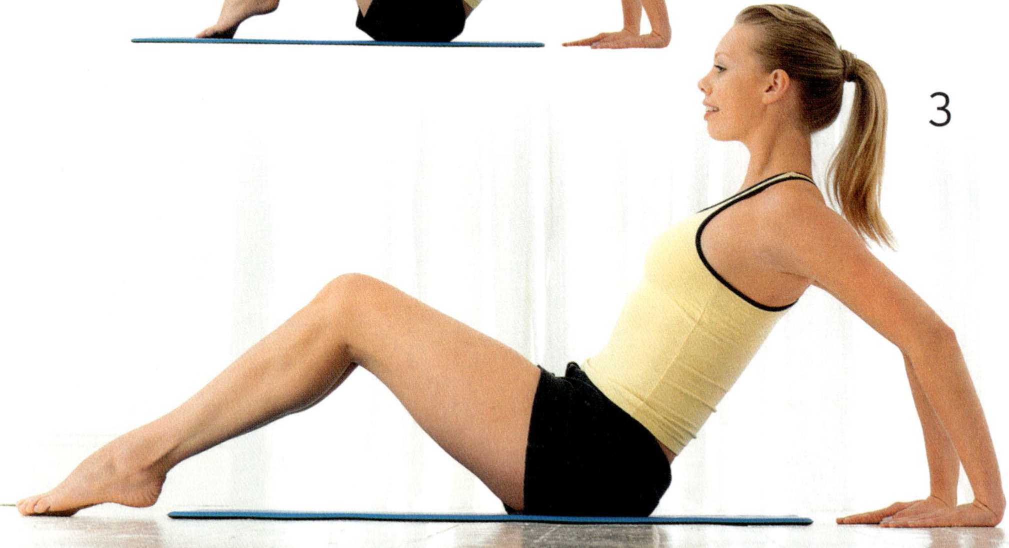
3

Kick-up

Erst, wenn Sie die Curls mühelos schaffen, sind Sie fit genug für diese schwere Übung.

1 Auf den Rücken legen, die Wirbelsäule neutral ausrichten, die Arme hinter dem Kopf ausstrecken. Das rechte Knie anwinkeln und den Fuß flach auf den Boden stellen. Das linke Knie nur leicht beugen und das Bein insgesamt gestreckter halten.

2 Die Bauchmuskeln anspannen, die Schultern langsam anheben und das linke Bein in Richtung Brustkorb ziehen; dabei die Arme anheben. Anschließend in die Ausgangsposition zurückkehren und die Übung mit dem anderen Bein wiederholen.

Wie motiviere ich mich?

Allzu häufig stürzen wir uns voller Enthusiasmus in ein neues Trainingsprogramm, nur um nach kurzer Zeit einen Punkt zu erreichen, an dem wir uns nicht mehr zum Weitermachen motivieren können. Dieses Dilemma umgeht man am besten mit einer realistischen Zielsetzung. Überlegen Sie, wann und wie Sie die Übungen in Ihren Alltag integrieren können. Es ist wichtig, einen regelmäßigen Termin für das Training einzuhalten, damit es, ähnlich wie Zähneputzen, zu einem natürlichen Teil Ihres Tagesablaufs wird. Verlieren Sie allerdings nicht den Mut, wenn Sie dennoch einmal mehrere Tage nicht dazu kommen – einige kurze Trainingseinheiten, selbst auf unregelmäßiger Basis, sind immer noch besser, als gar nichts zu tun.

HINWEIS

Drücken Sie Ihr Kinn bei dieser Übung nicht gegen die Brust.

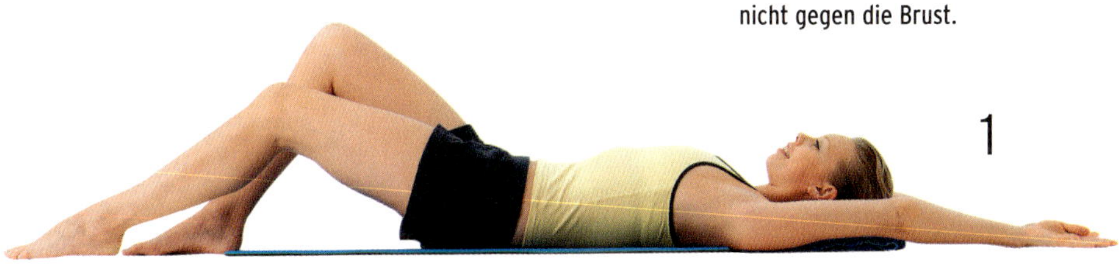

1

2

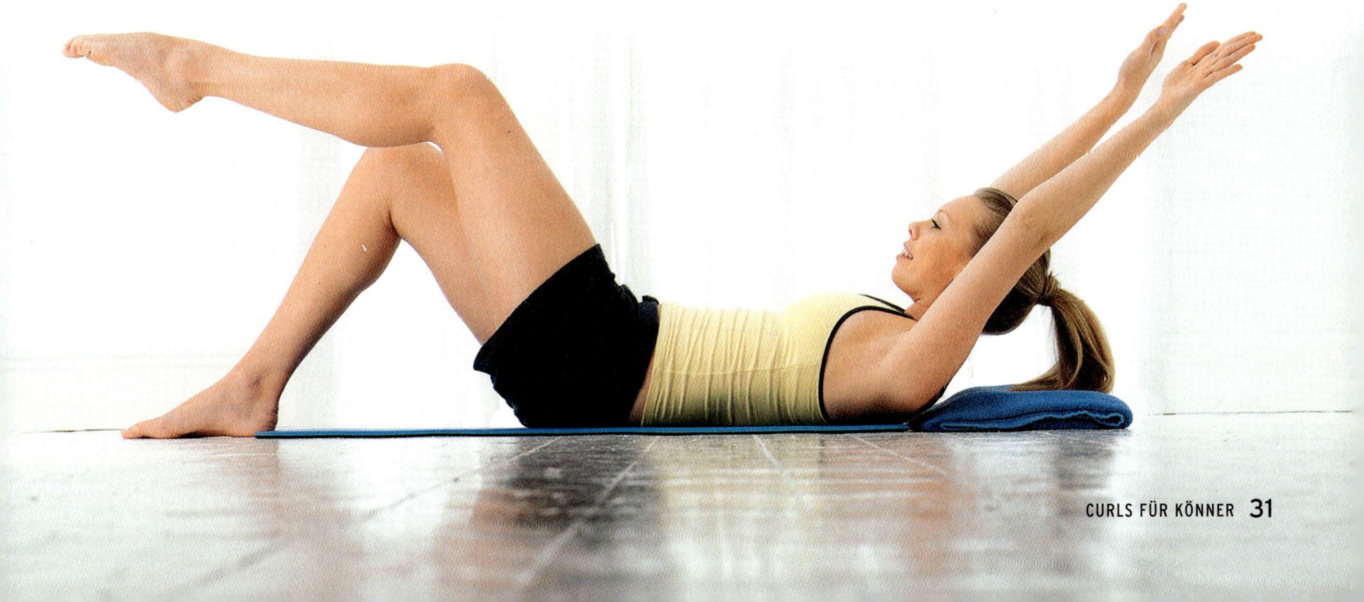

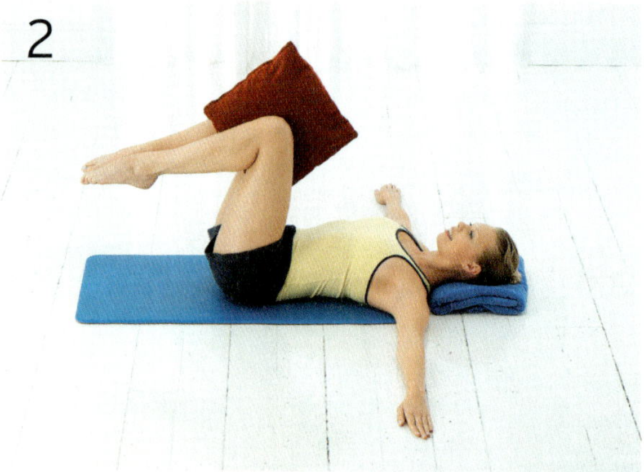

HINWEIS

Personen mit Rückenproblemen sollten auf diese Übung verzichten.

Kissen-Übung

Diese Übung kräftigt die schrägen Bauchmuskeln und bietet ein schonendes Training für die Wirbelsäule. Schultern und Arme sollten während der Übung stets den Boden berühren. Für Anfänger ist es allerdings oft einfacher, Arm und Schulter auf einer Seite leicht anzuheben.

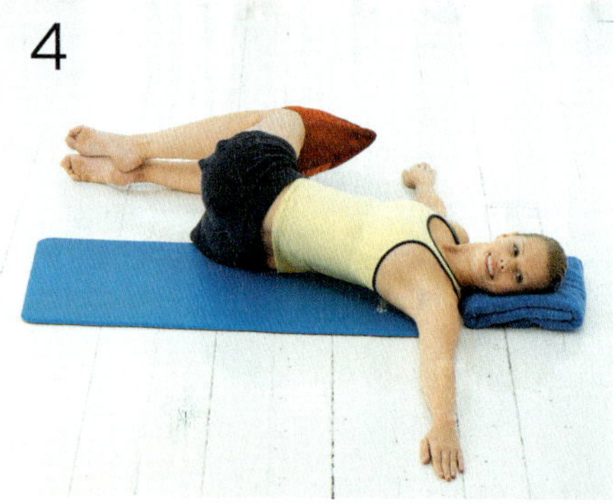

1 Auf den Rücken legen. Die Arme auf der Höhe der Schultern zur Seite hin ausstrecken. Die Handflächen flach auf den Boden legen und die Knie anwinkeln. Die Füße sollten sich berühren und leicht angehoben werden, doch anfangs ist es oft leichter, sie auf dem Boden liegen zu lassen.

2 Ein Kissen zwischen die Knie klemmen, damit diese während der gesamten Übung zusammengehalten werden, was in diesem Fall sehr wichtig ist.

3 Den Nabel in Richtung Rückgrat ziehen, um die Bauchmuskeln anzuspannen.

4 Die Beine langsam nach rechts zu Boden senken, den Kopf dabei nach links wenden. Fühlen Sie, wie die einzelnen Teile des Rumpfs dabei nach und nach angehoben werden: zunächst das Gesäß und die Hüften, dann die Taille und die Rippen. Die Bewegung fortsetzen, bis das rechte Knie und der rechte Fuß den Boden berühren; das linke Bein liegt dabei immer auf dem rechten.

5 Beine und Kopf in die Ausgangsposition zurückführen und die Übung zur anderen Seite hin wiederholen.

Zehenspitzen-Übung

Diese Übung stärkt den queren Bauchmuskel.

1 Auf den Rücken legen, die Wirbelsäule neutral ausrichten, die Knie so anwinkeln, dass sie genau über den Hüften stehen. Unterschenkel und Füße sind parallel zum Boden ausgerichtet.

2 Die Bauchmuskeln anspannen, indem der Nabel sanft in Richtung Rückgrat gezogen wird.

3 Ein Bein langsam absenken, bis die Zehen den Boden berühren. Anschließend das Bein in die Ausgangsposition zurückführen und die Übung mit dem anderen Bein wiederholen.

Verdammen Sie den Besenstiel!

Von früheren Gymnastikkursen kennen Sie vielleicht noch die Übung, bei der man einen Besenstiel oder eine Stange quer über die Schultern und mit ausgestreckten Armen umfasst, um den Körper dann schwungvoll nach links und rechts zu drehen. Ziel dieser Übung soll es sein, die Taille zu verschmälern. Leider schadet die Übung allerdings mehr, als sie nützt. Es besteht nicht nur die Gefahr, die schrägen Bauchmuskeln zu verletzen, sondern auch, feine Bänder am Rücken zu überdehnen oder zu zerreißen. Zudem übt das Gewicht des Oberkörpers enormen Druck auf die Wirbelsäule aus. Es besteht die Gefahr von Bandscheibenschäden.

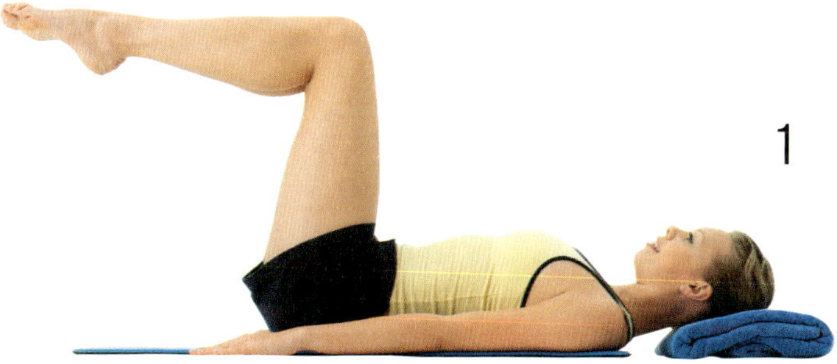

1

3

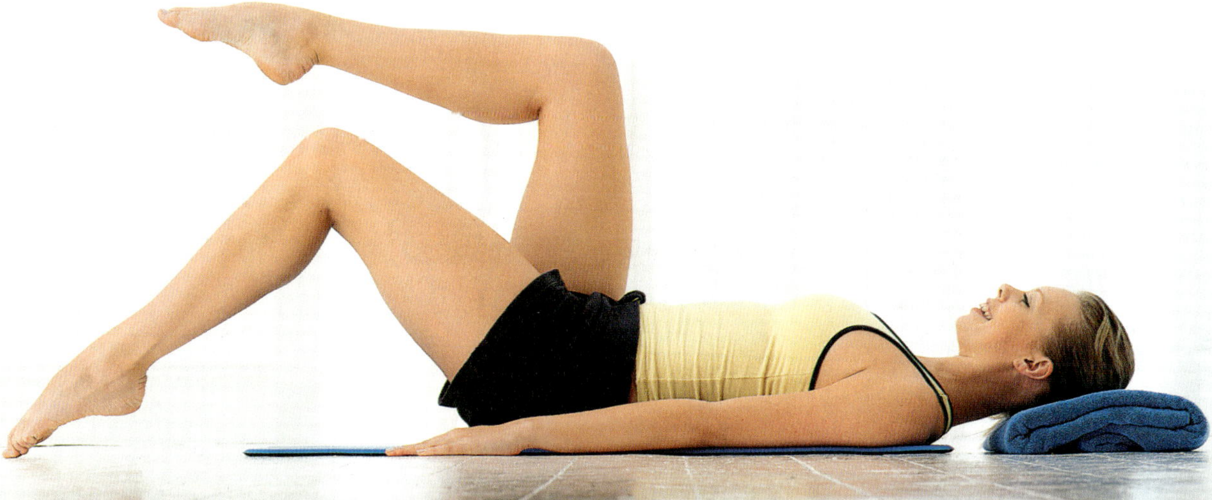

Beine zur Decke

Mit dieser Übung trainieren Sie den queren Bauchmuskel und die Muskeln an der Unterseite der Oberschenkel.

1 Auf den Rücken legen, die Arme liegen neben dem Oberkörper, die Handflächen zeigen nach unten. Die Knie anwinkeln und die Füße hüftbreit auseinander flach auf den Boden stellen. Dann die Bauchmuskeln anspannen.

2 Das linke Bein zur Decke strecken, die Knie dabei gebeugt halten, dann wieder absenken. Anschließend das rechte Bein in gleicher Weise heben und senken.

Das richtige Tempo finden

Beim Trainieren ist die Intensität wichtig, mit der Sie ans Werk gehen. Fordern Sie sich zu wenig, werden Sie kaum Erfolge erzielen. Überanstrengen Sie sich jedoch regelmäßig, besteht Verletzungsgefahr. Für einen optimalen Muskelaufbau müssen Sie entweder die Dauer oder die Intensität Ihres Trainings regelmäßig erhöhen. Zwar ermüden die Muskeln bei den letzten Wiederholungen einer Übung oft, oder Sie empfinden ein Brennen in den beanspruchten Bereichen, doch dies ist normal und verschwindet, sobald Sie ausgeruht sind. Anfangs müssen Sie mit Muskelkater rechnen, besonders wenn Sie gänzlich untrainiert sind. Wenn Sie sich allerdings kaum noch rühren können, haben Sie es mit der Intensität übertrieben. Legen Sie eine Schonpause ein, und fangen Sie dann behutsam wieder mit den Übungen an.

2

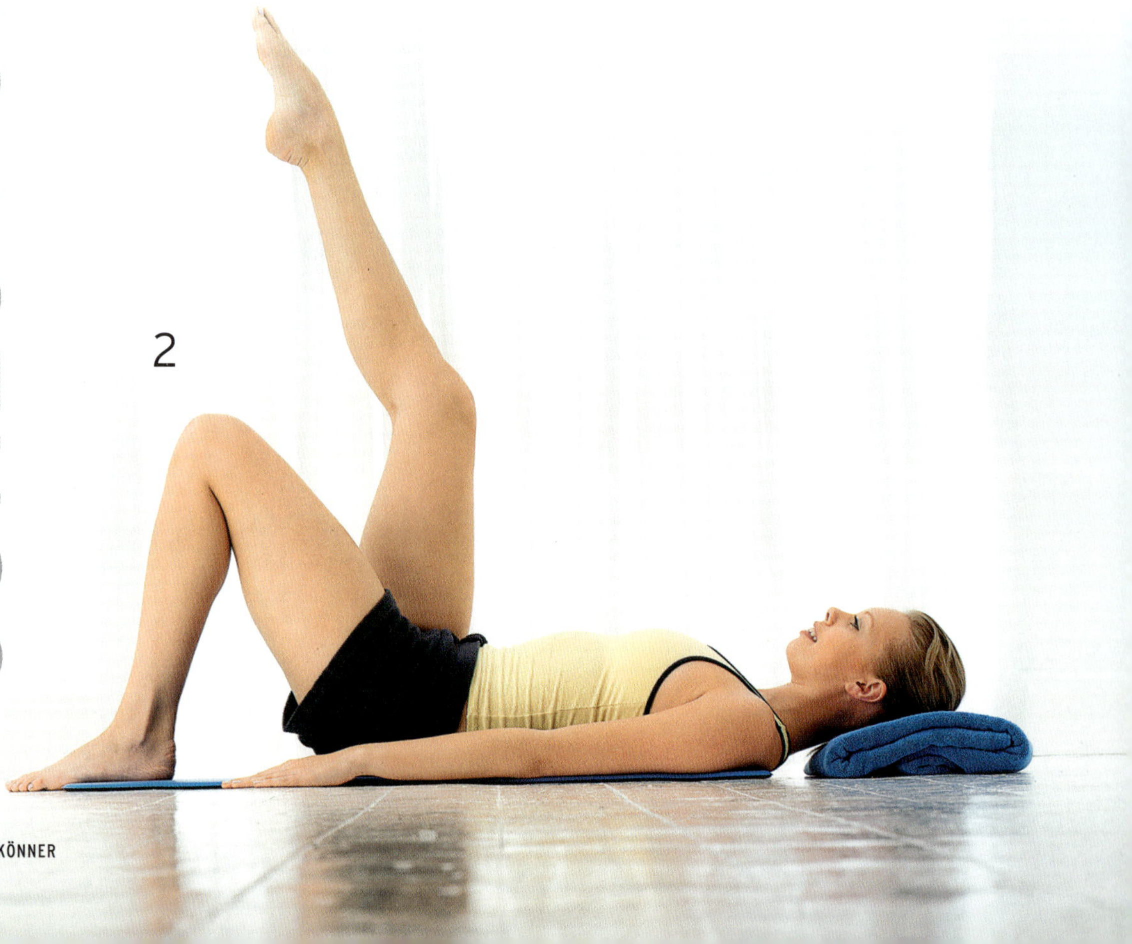

3

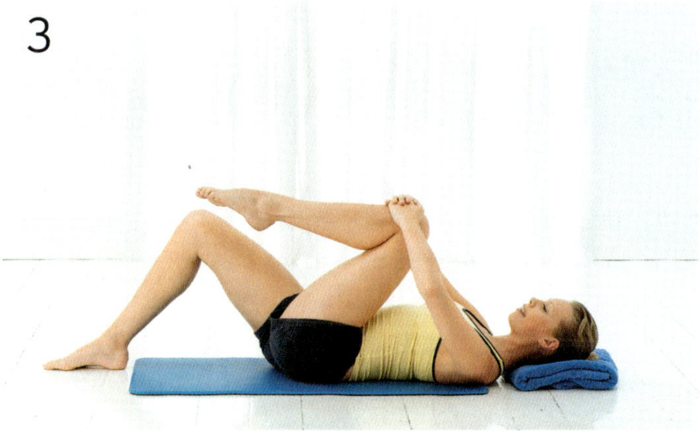

4

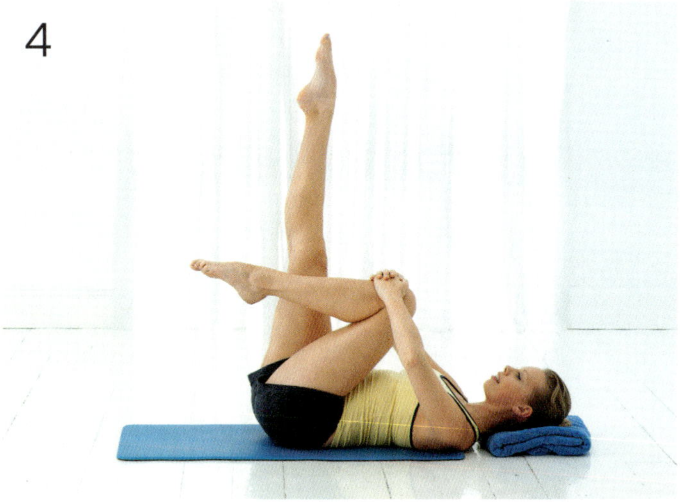

5

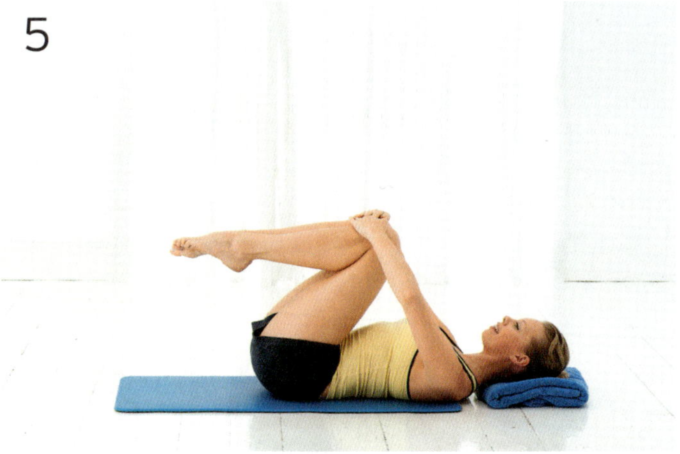

Beine strecken

Diese Übung kräftigt nicht nur Ihre Bauchmuskulatur, sondern fördert auch Ihre Balance.

1 Auf den Rücken legen. Die Knie anwinkeln, die Füße hüftbreit auseinander flach auf den Boden stellen und einatmen.

2 Beim Ausatmen die Bauchmuskeln anspannen und die Knie eines nach dem anderen in Richtung Brustkorb ziehen.

3 Einatmen und mit beiden Händen das linke Knie umfassen.

4 Ausatmen und das rechte Bein langsam zur Decke strecken, dabei bleiben Rücken und Schultern immer am Boden.

5 Einatmen und das rechte Bein wieder in Richtung Brustkorb ziehen.

6 Die Übung mit dem linken Bein wiederholen.

HINWEIS

Krümmt sich der Rücken bei dieser Übung, dann heben Sie das ausgestreckte Bein höher, um ihn abzuflachen.

WEITERE CURLS

Die folgenden Übungen verhelfen Ihnen zu einer schmaleren Taille. Anfänger werden sie allerdings recht schwer finden, bereiten Sie sich daher zunächst mit ein paar Wochen Bauchmuskeltraining darauf vor.

1

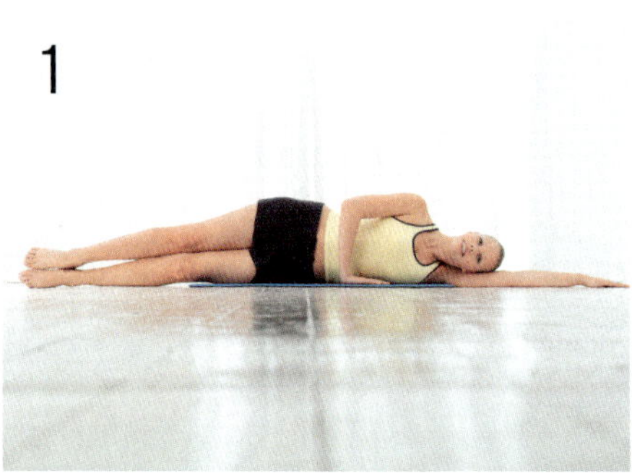

2

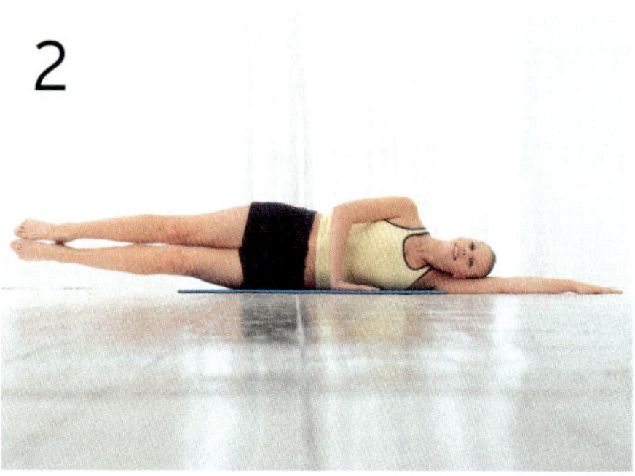

3

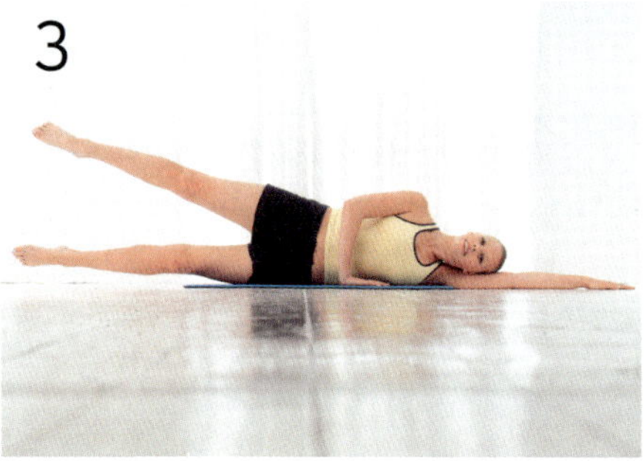

Seitliche Schere

Diese Übung stärkt die schrägen Bauchmuskeln und fördert eine natürliche Körperhaltung. Achten Sie darauf, die Aufwärtsbewegung nur mit den Bauchmuskeln zu bewältigen und sich nicht mit dem Arm hochzudrücken.

1 Gerade ausgestreckt seitlich auf den Boden legen. Den unteren Arm nach oben ausstrecken. Den oberen Arm als Stütze vor dem Körper anwinkeln, die Handfläche ruht auf dem Boden vor der Brust.

2 Nun die Bauchmuskeln anspannen und beide Beine gleichzeitig anheben.

3 Das obere Bein noch ein wenig weiter anheben; dabei weiterhin parallel zum unteren Bein halten.

4 Diese Position 2 Sekunden halten, dann das obere Bein wieder auf das untere absenken.

5 Beide Beine wieder ganz zu Boden senken, umdrehen und die Übung auf der anderen Seite wiederholen.

Keine zu langen Pausen machen

Zwischen den einzelnen Übungen sollten Sie nie mehr als eine Minute verstreichen lassen. Kürzere Ruhephasen sorgen für einen effektiveren Muskelaufbau und helfen zudem, die Ausdauer zu steigern.

HINWEIS

Den Rücken bei dieser Übung nicht krümmen.

Wiederholungen und Folgen

Übungen zum Muskelaufbau werden in einer oder mehreren Folgen von Wiederholungen ausgeführt. In der Regel bestehen die einzelnen Folgen aus 6 bis 12 Wiederholungen. Ziel dieser Wiederholungen ist es, die Muskeln so lange zu belasten, bis sie ermüden; auf diese Weise werden sie nach und nach gestärkt, sodass sie bald mehr leisten können als zuvor.

Fahrrad

Diese vergleichsweise schwierige Übung stärkt die schräge Bauchmuskulatur und setzt starke Bauchmuskeln voraus. Achten Sie darauf, die Schultern während der Übung immer anzuheben.

1 Auf den Rücken legen, die Knie anwinkeln und die Hände als Stütze im Nacken verschränken.

2 Die Bauchmuskeln anspannen, dann Kopf und Schultern in einem Winkel von etwa 30 Grad vom Boden abheben.

3 Das rechte Knie langsam in Richtung Brustkorb ziehen. Das linke Bein nach vorn ausstrecken, aber nicht den Boden berühren lassen.

4 Das rechte Bein absenken und die Übung mit dem linken Bein wiederholen.

Für ein noch effektiveres Training den Oberkörper weiter anheben und versuchen, mit dem gegenüberliegenden Ellbogen das angewinkelte Knie zu berühren.

HINWEIS

Die Ellbogen während dieser Übung niemals vor dem Kopf zusammenführen.

2

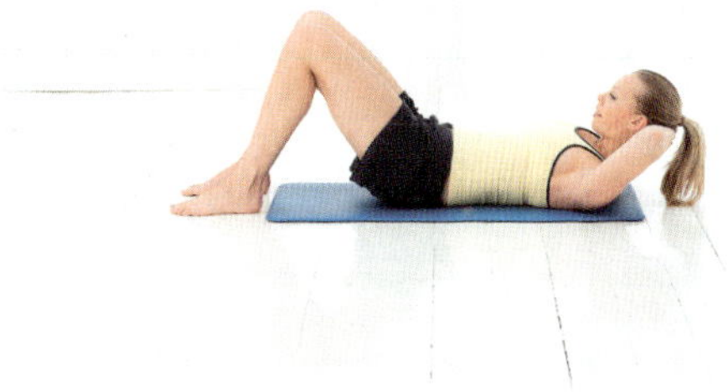

3

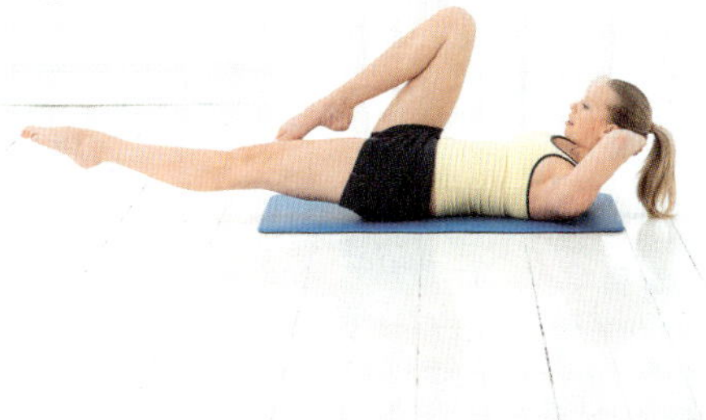

4

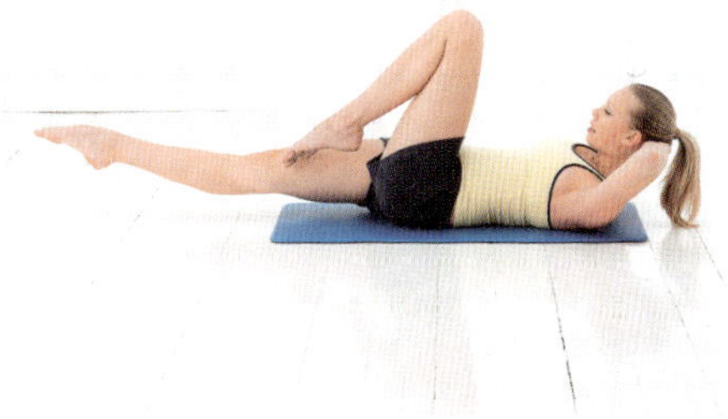

DEHNÜBUNGEN

Wer intensiv trainiert hat, um seine Bauchmuskeln zu straffen und so einen flacherern Bauch zu erhalten, darf anschließend das Dehnen nicht vergessen, damit der Körper geschmeidig bleibt und die Verletzungsgefahr reduziert wird.

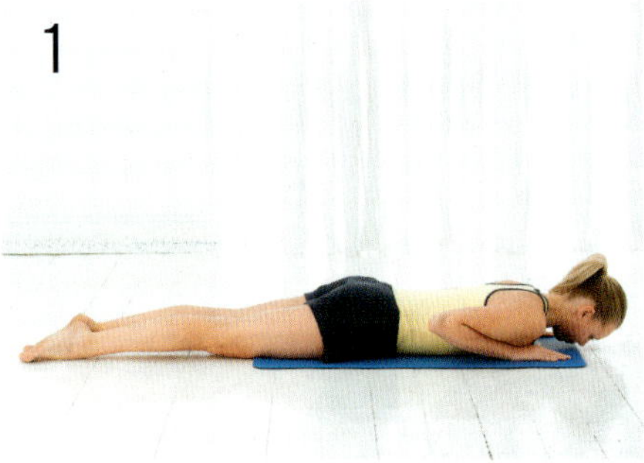

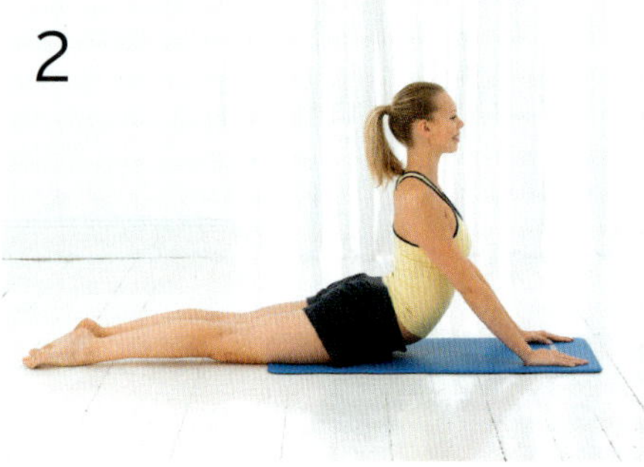

Kobra

Diese modifizierte Yoga-Stellung ist zur Dehnung der Bauchmuskulatur ideal.

1 Flach auf den Bauch legen, die Hände liegen unter den Schultern.

2 Einatmen und den Oberkörper langsam hochdrücken, bis die Arme gestreckt, aber die Ellbogen noch leicht gebeugt sind. Sie spüren nun eine deutliche Dehnung in den Bauchmuskeln. Die Hüften verbleiben während der gesamten Übung am Boden.

3 Die Spannung 10 Sekunden halten, dann in die Ausgangsposition zurückkehren.

HINWEIS
Nie so weit dehnen, dass es wehtut, sonst können die Rückenmuskeln überstreckt werden.

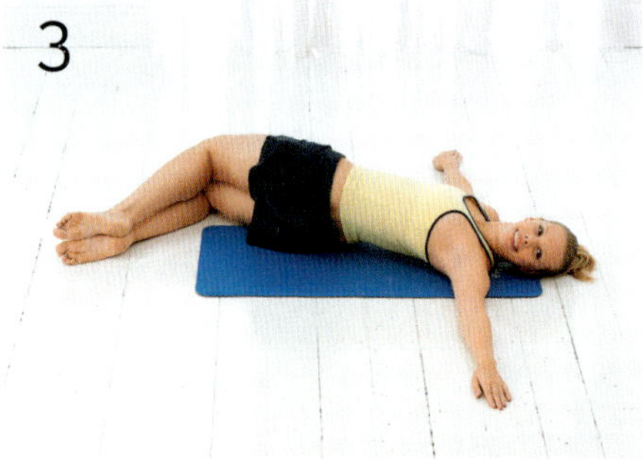

Twist im Liegen

1 Auf den Rücken legen, die Knie anwinkeln, die Füße flach auf den Boden stellen und die Arme seitlich ausstrecken.

2 Zur Vorbereitung einatmen. Dann ausatmen und die Bauchmuskeln nach innen ziehen. Beide Knie langsam nach links kippen und den Kopf nach rechts wenden.

3 Die Position 10 Sekunden halten. Dann in die Ausgangsposition zurückkehren und zur anderen Seite dehnen.

Twist sitzend

1 Auf den Boden setzen und die Beine gerade nach vorn ausstrecken. Das linke Bein anwinkeln, über das rechte kreuzen und den Fuß neben das Knie stellen.

2 Rumpf und Kopf so weit wie möglich nach rechts drehen, ohne dass es schmerzt, das Gesäß bleibt dabei immer am Boden.

3 Die Position 10 Sekunden halten, dann in die Ausgangsposition zurückkehren.

4 Die Übung zur anderen Seite hin wiederholen.

1

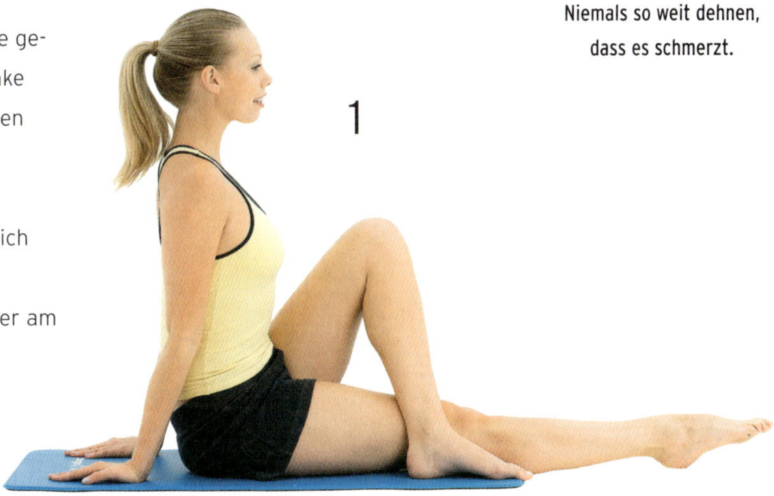

HINWEIS
Niemals so weit dehnen, dass es schmerzt.

2

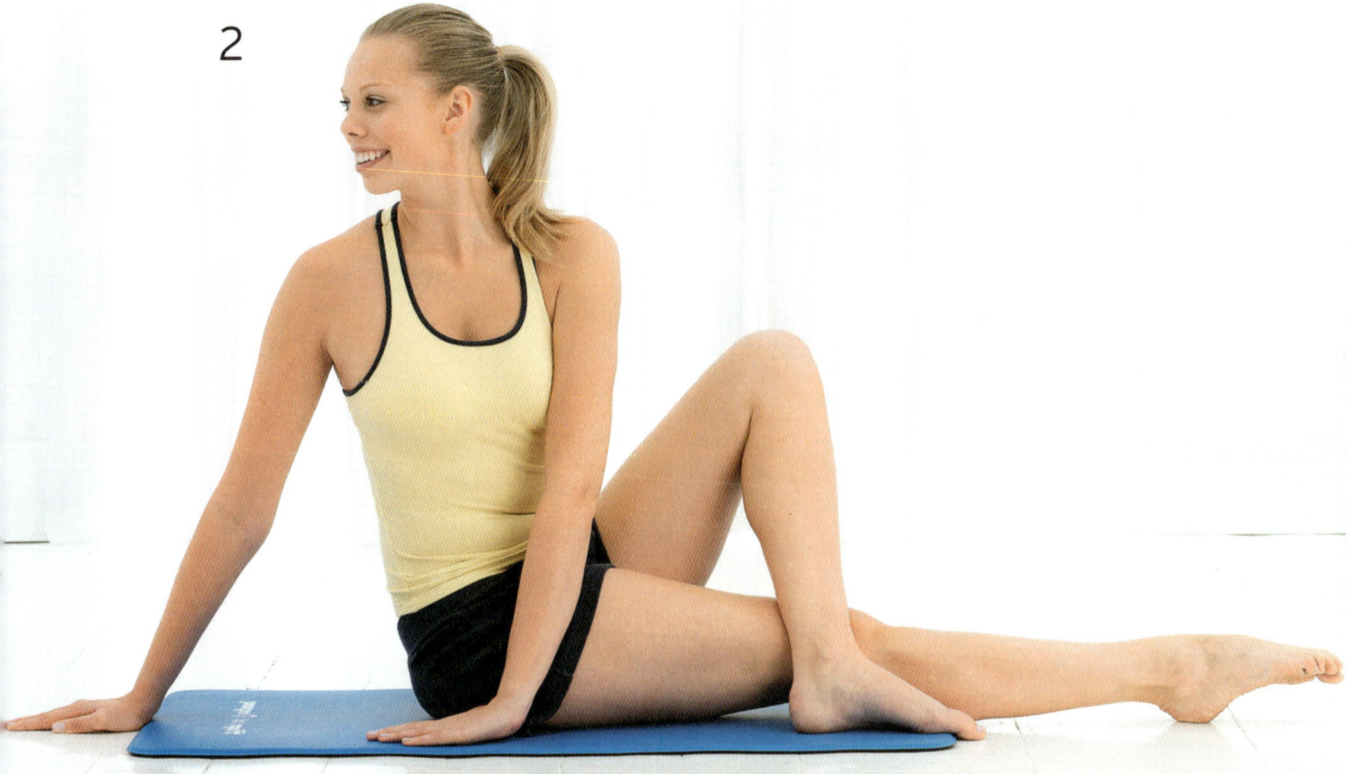

DEHNÜBUNGEN

Seiten dehnen

1 Auf das linke Bein knien, das rechte Bein seitlich ausstrecken.

2 Mit der linken Hand auf dem Boden abstützen und den rechten Arm über dem Kopf ausstrecken, bis ein Ziehen in der rechten Seite spürbar wird.

3 Die Dehnung 10 Sekunden halten, dann in die Ausgangsposition zurückkehren und die Übung auf der anderen Seite wiederholen.

Wichtige Tipps für Dehnübungen

- Dehnen Sie nur Muskeln, die aufgewärmt sind.
- Bringen Sie Ihre Muskeln behutsam in die gewünschte Position.
- Dehnen Sie Ihre Muskeln nie ruckartig.
- Überdehnen Sie Ihre Muskeln nicht – gegen ein leichtes Zerren ist nichts einzuwenden, aber sobald Sie Schmerzen verspüren, sollten Sie aufhören.
- Halten Sie nicht die Luft an – nur eine gleichmäßige Atmung versorgt alle Muskeln mit ausreichend Sauerstoff.

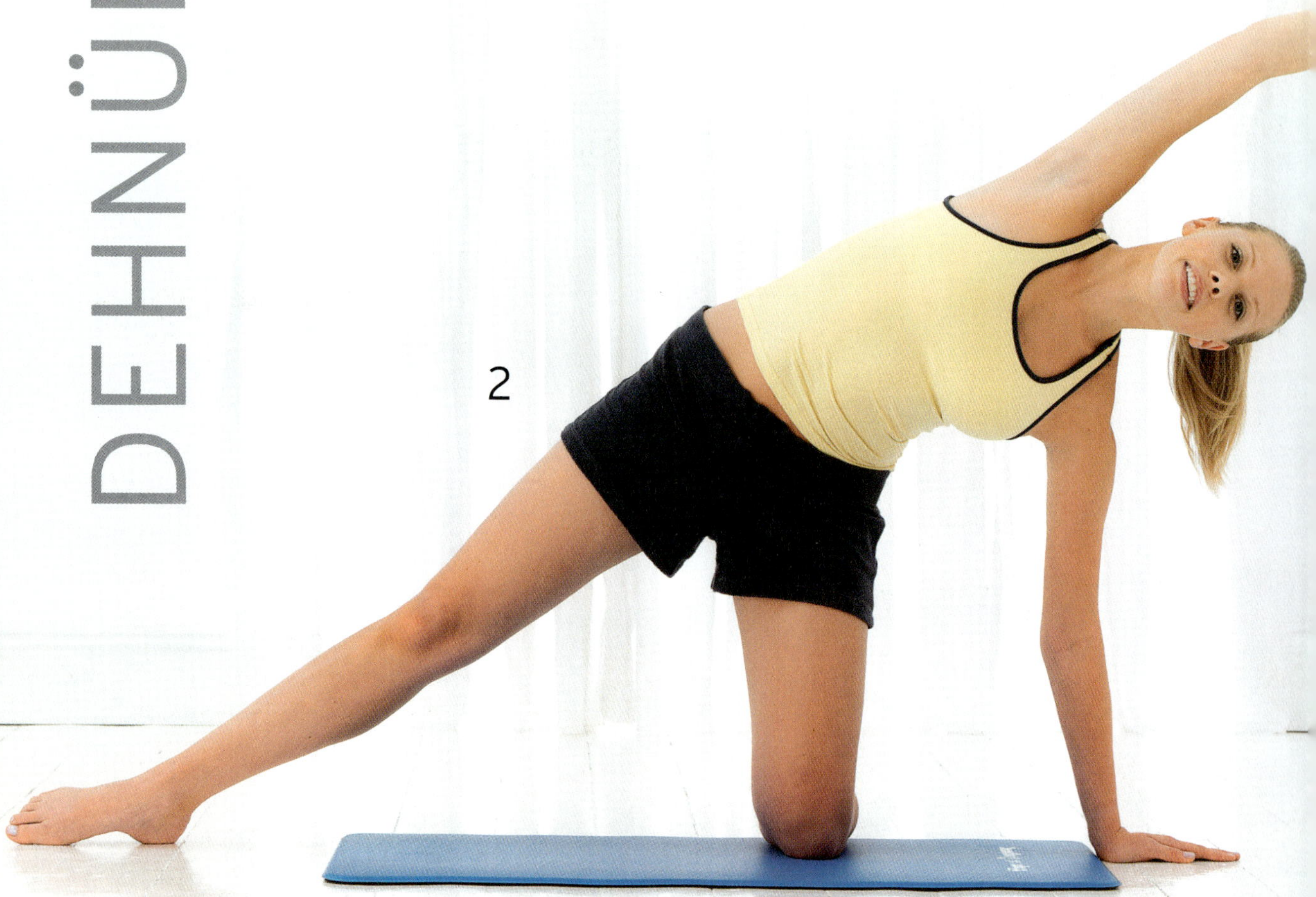

2

Taille dehnen im Stehen

1 Die Beine breit grätschen, dabei die Knie leicht gebeugt halten. Den rechten Fuß nach außen stellen und das Knie zur Seite beugen, ganz so als wolle man einen Seitschritt machen. Unterdessen das linke Bein gestreckt halten, die Zehen zeigen nach vorn, der Fuß steht flach auf dem Boden. Die rechte Hand ruht als Stütze auf dem rechten Oberschenkel.

2 Den linken Arm über den Kopf ausstrecken und den Oberkörper nach rechts beugen. Diese Position 10 Sekunden halten, anschließend in die Ausgangsposition zurückkehren und die Übung auf der anderen Seite wiederholen.

1

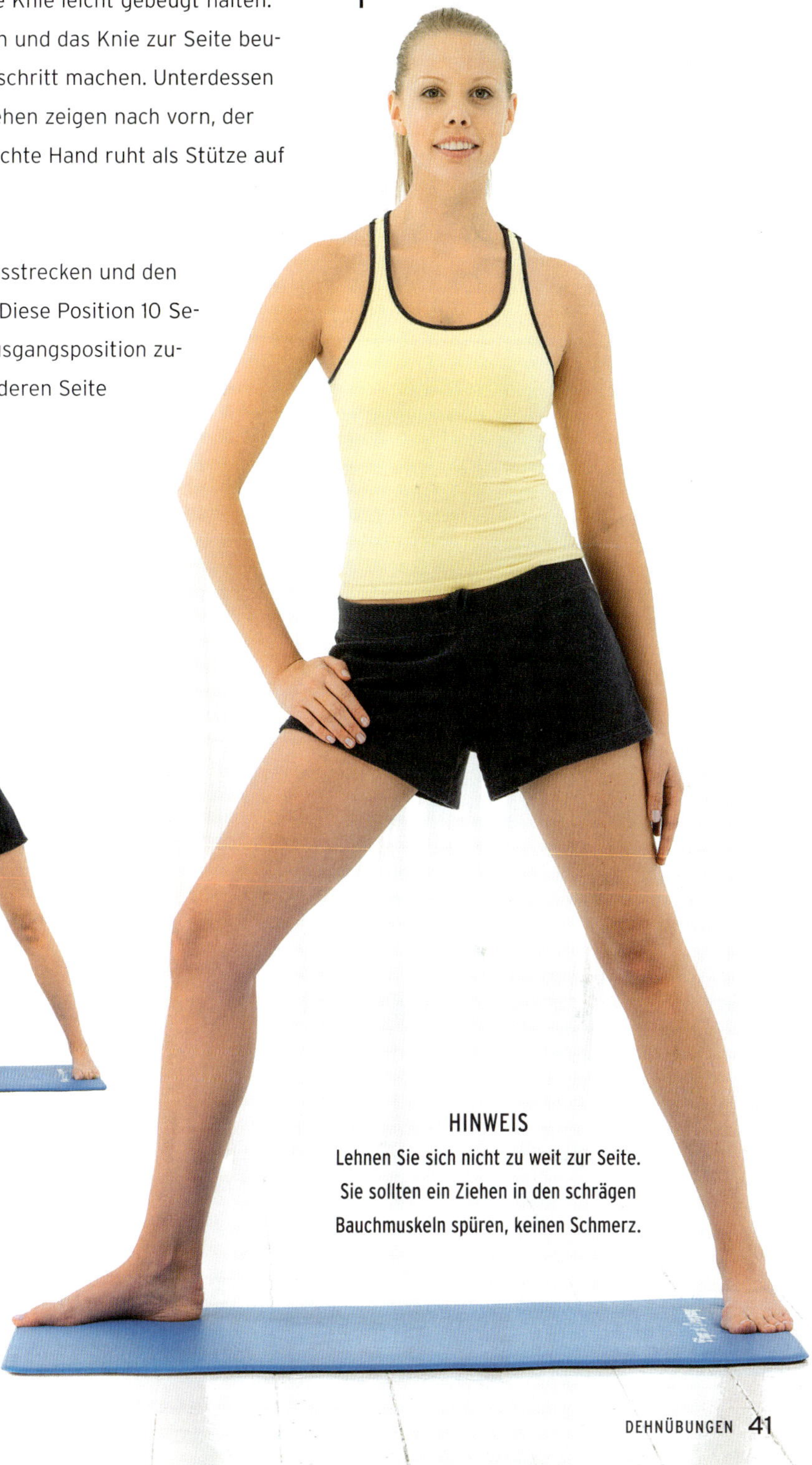

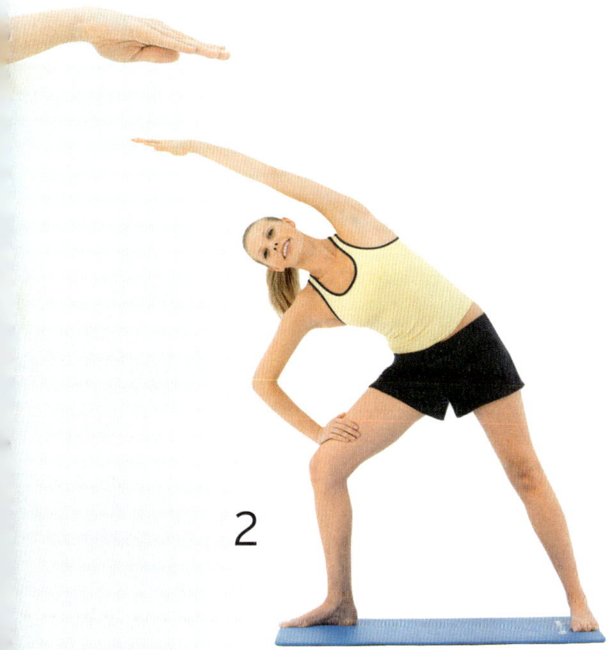

2

HINWEIS

Lehnen Sie sich nicht zu weit zur Seite. Sie sollten ein Ziehen in den schrägen Bauchmuskeln spüren, keinen Schmerz.

ENTSPANNEN

Ebenso wichtig wie das Aufwärmen vor dem Sport ist ein gründliches Entspannen danach. Helfen Sie Ihrem Körper, sich wieder in den Normalzustand zu versetzen, indem Sie sich Zeit für einige wohltuende Entspannungsübungen nehmen. Diese beugen Schwindel und einem plötzlichen Abfall der Körpertemperatur ebenso vor wie unangenehmem Muskelkater. Zudem schenken Ihnen die Übungen noch einige Augenblicke der Ruhe, bevor die hektischen Aktivitäten des Alltags beginnen. Die während der Enspannungsphase ausgeführten Dehnungen können länger als 10 Sekunden gehalten werden, weil der Körper jetzt hinreichend aufgewärmt und gut durchblutet ist.

Beine heben und kreuzen

1 Auf den Rücken legen. Die Beine nach vorn und die Arme zur Seite ausstrecken.

2 Einatmen und die Bauchmuskeln anspannen. Nun das rechte Bein zur Decke strecken; dabei ausatmen und den Fuß parallel zum Oberkörper halten.

3 Das Bein quer über den Körper nach links über das linke Bein absenken, bis der Fuß den Boden berührt. Die Bewegung langsam ausführen und mit den Bauchmuskeln kontrollieren.

4 Nach 20 Sekunden langsam in die Ausgangsposition zurückkehren und zur anderen Seite hin dehnen.

Hinweis

Wenn Sie es nicht schaffen, den Fuß ganz bis zum Boden zu senken, beugen Sie den Arm hoch und senken Sie den Fuß auf die Hand ab.

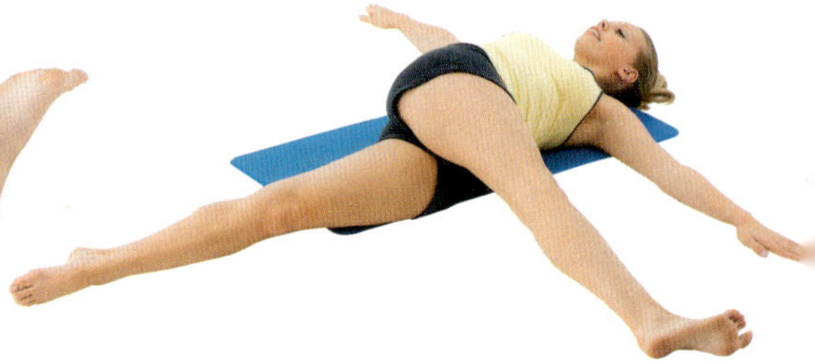

3

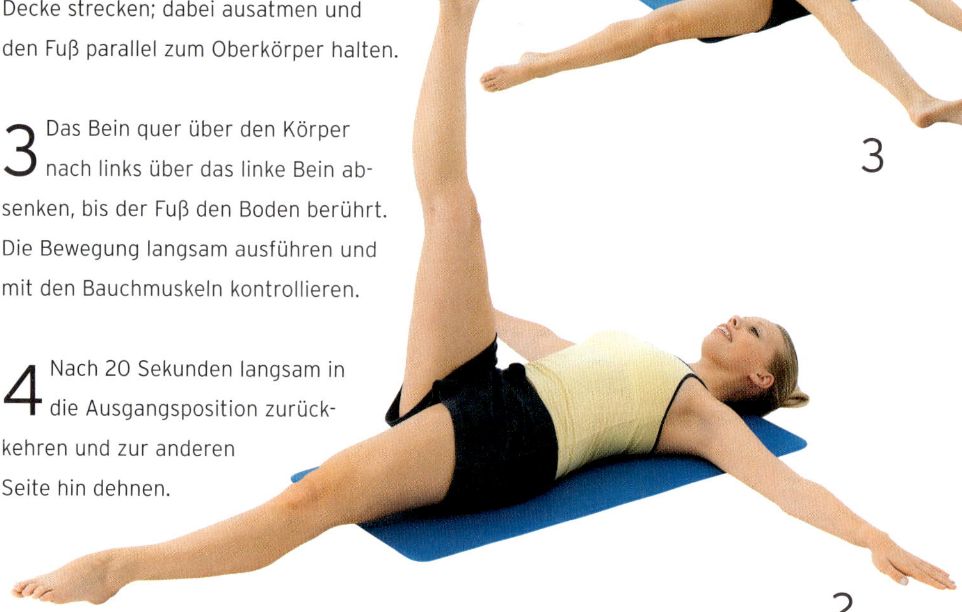

2

Ganzkörperdehnung liegend

1 Rücklings auf den Boden legen und entspannen. Einatmen und die Arme zunächst zur Seite, dann nach hinten ausstrecken und hinter dem Kopf zusammenführen. Versuchen Sie, die Arme dabei ganz am Boden oder so nah am Boden zu halten wie möglich.

2 Den Körper von den Fingerspitzen bis zu den Zehen langsam strecken. Der untere Rückenbereich hebt sich dabei leicht vom Boden ab.

3 Diese Position 20 Sekunden halten, dann in die Ausgangsposition zurückkehren und entspannen.

HINWEIS

Personen mit Rückenproblemen sollten die Knie während dieser Übung immer leicht gebeugt halten. Ungeübte können beim Dehnen Verspannungen in den Schultern oder Krämpfe in den Zehen bekommen. In diesem Fall sollten Sie sich sofort entspannen. Mit der Zeit werden Sie die Dehnung länger ausführen können.

1

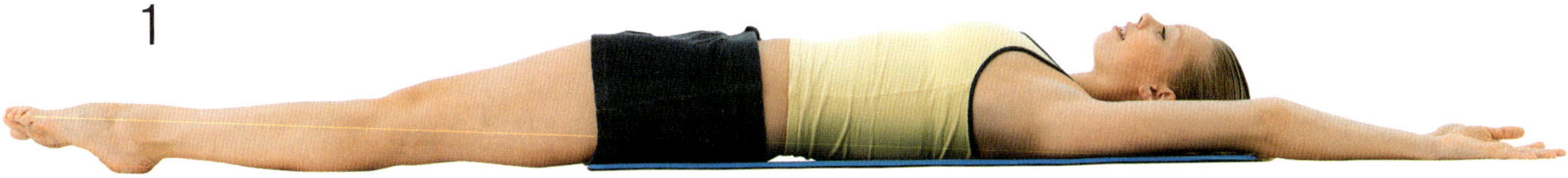

2

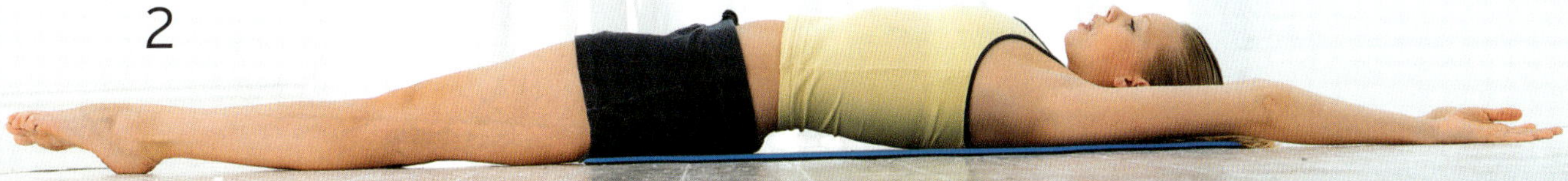

2-WOCHEN-PLAN

Betrachten Sie den folgenden Trainingsplan als Vorschlag. Die einzelnen Einheiten nehmen jeweils nicht mehr als 6 Minuten in Anspruch, doch als Anfänger müssen Sie sich nicht an diese Vorgaben gebunden fühlen – passen Sie Ihre Trainingszeit und die Wahl der Übungen an Ihre persönliche Konstitution an. Aber bedenken Sie: Die einzelnen Übungen werden zwar Ihre Bauchmuskeln trainieren, sie steigern allerdings weder Ihre Fitness noch reduzieren sie Ihr Gewicht.

Das richtige Pensum finden

Die folgenden Übungseinheiten sind auf eine Trainingszeit von 6 Minuten ausgelegt. Wer gänzlich untrainiert ist, wird es vielleicht angenehmer empfinden, zunächst nur jeden zweiten Tag zu trainieren, damit sich der Körper zwischen den Übungsphasen besser regenerieren kann. Aber auch wer nach dem Training länger anhaltende Schmerzen oder Muskelkater verspürt, sollte einen Tag verschnaufen. Die durchschnittliche Dauer der einzelnen Trainingseinheiten von 6 Minuten variiert natürlich je nach der Anzahl der Wiederholungen (Whd.), mit denen Sie arbeiten. Wer fitter ist, kann intensiver trainieren, wird dann aber auch mehr Zeit für sein Training benötigen. Die Intensität der Übungen steigert sich von Tag zu Tag. Daher sollte man die Übungen der ersten Woche eventuell einige Wochen lang wiederholen und erst, wenn man sich fit genug fühlt, zu den anspruchsvolleren Übungen der zweiten Woche übergehen.

1. Tag

Bauchmuskeln anspannen: *2-4 Wdh.* **S. 18**
Einfaches Beckenkippen: *1 Folge (8-12 Wdh.)* **S. 20**
Kleiner Curl-up: *1 Folge (6 Wdh.)* **S. 22**
Kissen-Übung: *1 Folge (6 Wdh.) pro Seite* **S. 32**
Kobra **S. 38**
Twist im Liegen: **S. 38**

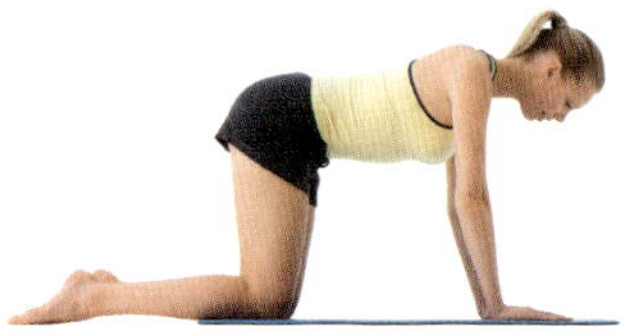

2. Tag

Bauchtraining sitzend: *2-4 Wdh.* **S. 14**
Sitzend die Knie anheben: *1 Folge (6 Wdh.)* **S. 16**
Hüfte anheben: *5 Wdh. pro Seite* **S. 15**
Mühlrad-Stellung: *2 Wdh.* **S. 19**
Kobra **S. 38**
Seiten dehnen **S. 40**

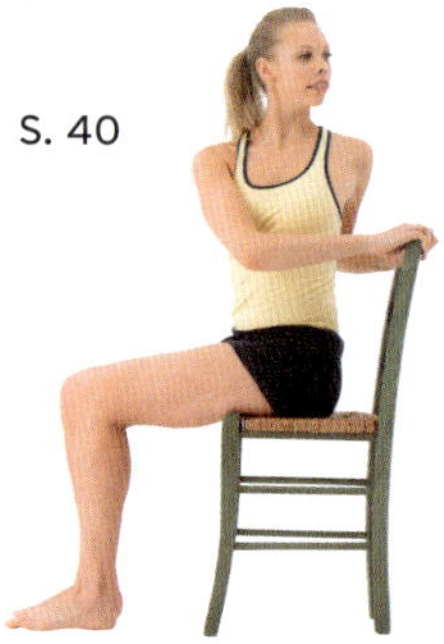

3. Tag

Beine schieben: *1 Folge (10 Wdh.) pro Bein* **S. 20**

Schräger Basis-Curl: *1 Folge (6–8 Wdh.)* **S. 24**

Umkehr-Curl: *1 Folge (6–8 Wdh.)* **S. 26**

Zehenspitzen-Übung: *1 Folge (6–8 Wdh.)* **S. 33**

Twist sitzend **S. 39**

Seiten dehnen **S. 40**

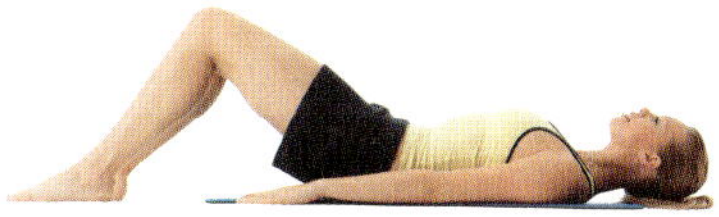

4. Tag

Kleiner Curl-up: *1 Folge (6–8 Wdh.)* **S. 22**

Beide Beine nach vorn: *1 Folge (10 Wdh.)* **S. 30**

Beine strecken: *1 Folge (10 Wdh.) pro Bein* **S. 35**

Seitliche Schere: *2–4 Wdh. pro Seite* **S. 36**

Taille dehnen im Stehen **S. 41**

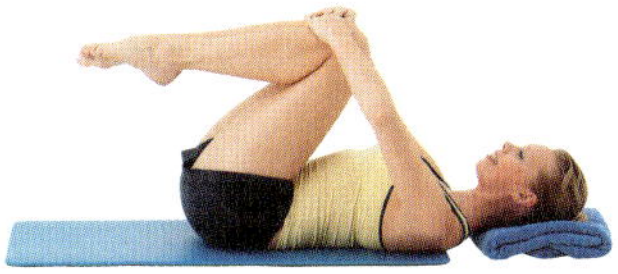

5. Tag

Beine schieben: *1 Folge (10 Wdh.) pro Bein* **S. 20**

Beine zur Decke: *1 Folge (10 Wdh.) pro Bein* **S. 34**

Die Hundert: *5 Wdh.* **S. 29**

Hand ausstrecken: *2 Wdh. pro Seite* **S. 28**

Kobra **S. 38**

Taille dehnen im Stehen **S. 41**

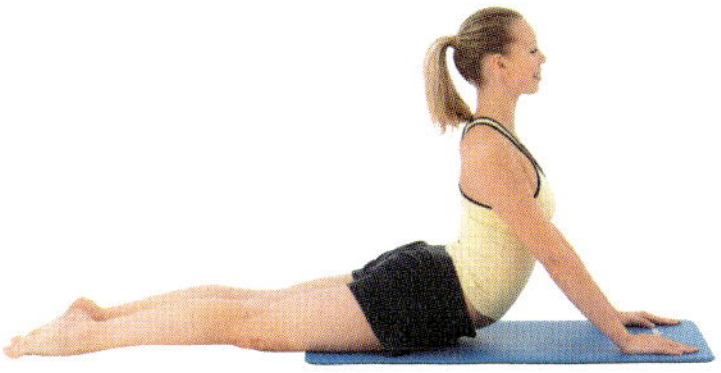

6. Tag

Bauchmuskeln anspannen: *4 Wdh.* **S. 18**

Beine heben: *1 Folge (6–8 Wdh.)* **S. 21**

Umkehr-Curl: *1 Folge (6–8 Wdh.)* **S. 26**

Kissen-Übung: *1 Folge (6–10 Wdh.) pro Seite* **S. 32**

Twist sitzend **S. 39**

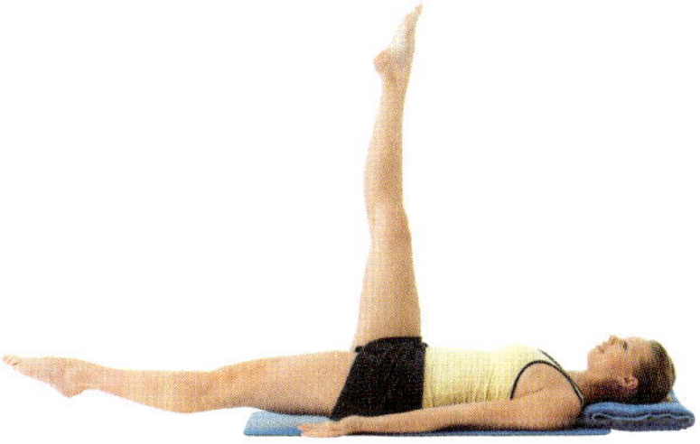

7. Tag

Mühlrad-Stellung: *2–4 Wdh.* **S. 19**

Einfaches Beckenkippen: *2 Folgen (16–20 Wdh.)* **S. 20**

Zehenspitzen-Übung: *1 Folge (6–8 Wdh.) pro Bein* **S. 33**

Beine strecken: *1 Folge (10 Wdh.) pro Bein* **S. 35**

Kobra **S. 38**

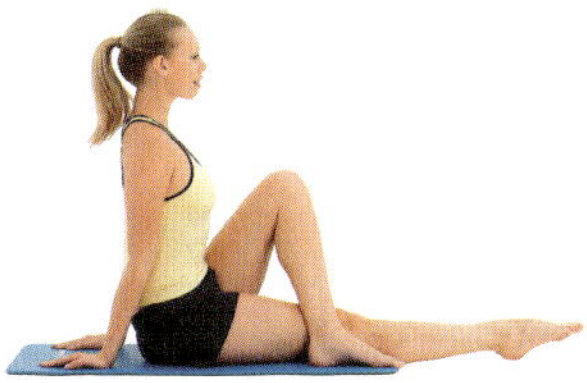

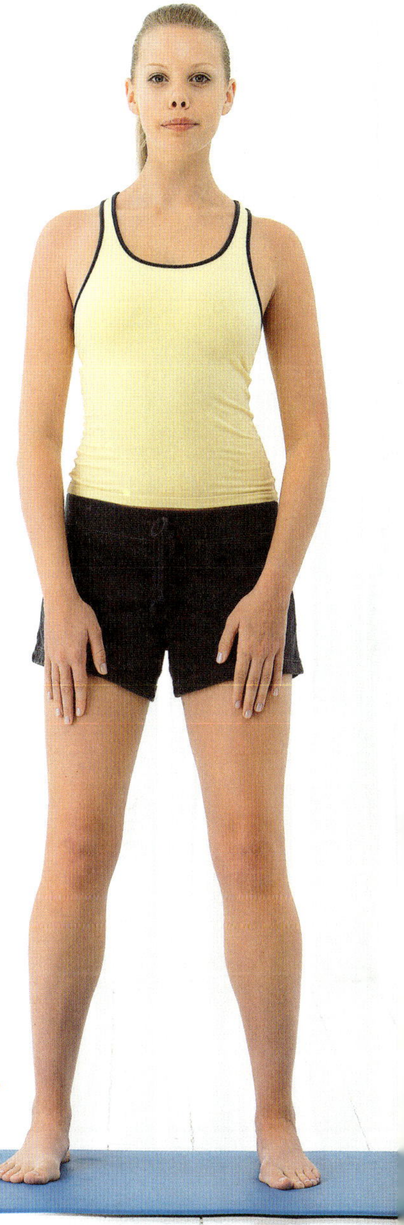

2-WOCHEN-PLAN

8. Tag

Bauchmuskeln anspannen: *4 Wdh.* **S. 18**

Einfaches Beckenkippen: *2 Folgen (16–20 Wdh.)* **S. 20**

Kleiner Curl-up: *1 Folge (8–12 Wdh.)* **S. 22**

Schräger Basis-Curl: *1 Folge (8–12 Wdh.) pro Seite* **S. 24**

Twist im Liegen **S. 38**

Twist sitzend **S. 39**

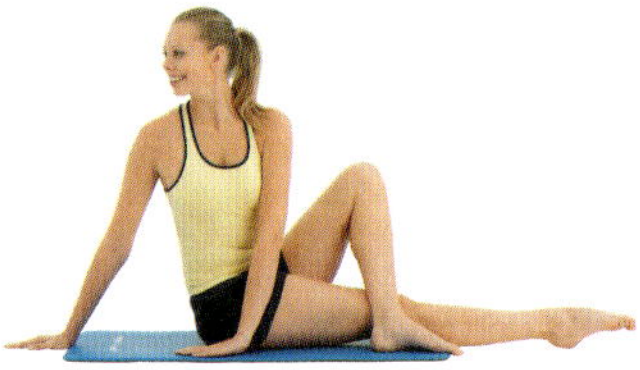

9. Tag

Bauchtraining sitzend: *4 Wdh.* **S. 14**

Knie sitzend anheben: *1 Folge (6–8 Wdh.)* **S. 16**

Schräger Intensiv-Curl: *1 Folge (6–8 Wdh.)* **S. 25**

Kobra **S. 38**

Seiten dehnen **S. 40**

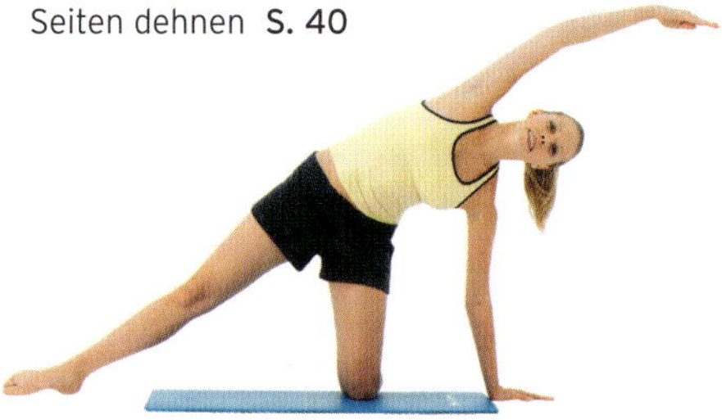

10. Tag

Bauchmuskeln anspannen: *4 Wdh.* **S. 18**

Großer Curl-up: *1–2 Folgen (6–20 Wdh.)* **S. 23**

Curl mit ausgestreckten Armen: *1 Folge (6–8 Wdh.) pro Seite* **S. 29**

Die Hundert: *1 Folge (6–10 Wdh.)* **S. 29**

Twist sitzend **S. 39**

Kobra **S. 38**

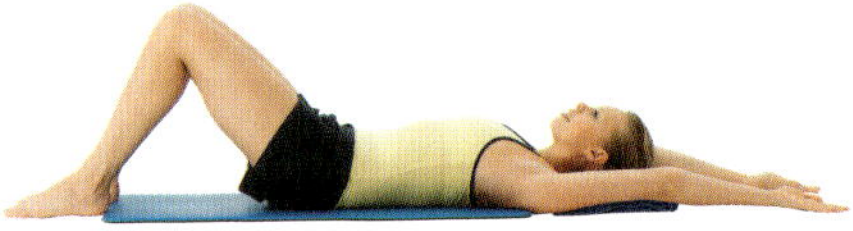

11. Tag

Mühlrad-Stellung: *4 Wdh.* **S. 19**

Intensiver Umkehr-Curl: *1–2 Folgen (10–20 Wdh.)* **S. 27**

Kick-up: *1 Folge (6–10 Wdh.) pro Seite* **S. 31**

Seitliche Schere: *4–6 Wdh. pro Seite* **S. 36**

Taille dehnen im Stehen **S. 41**

Seiten dehnen **S. 40**

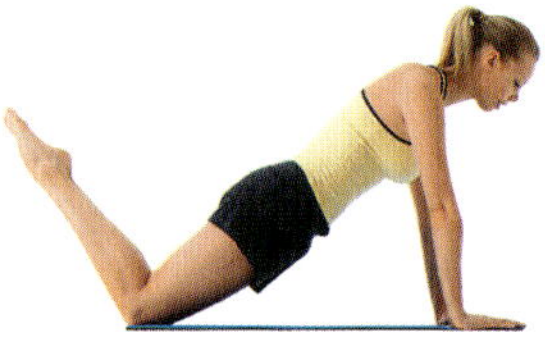

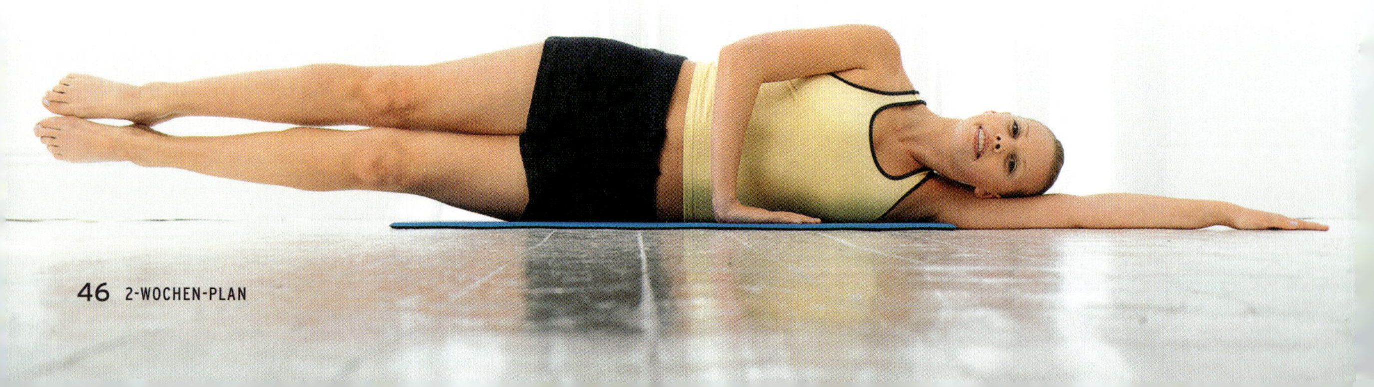

12. Tag

Beine heben: *1 Folge* **S. 21**

Kleiner Curl-up: *2 Folgen (12–20 Wdh.)* **S. 22**

Curl mit ausgestreckten Armen: *1–2 Folgen (10–20 Wdh.)* **S. 29**

Fahrrad: *1 Folge (6–10 Wdh.) pro Bein* **S. 37**

Kobra **S. 38**

Twist im Liegen **S. 38**

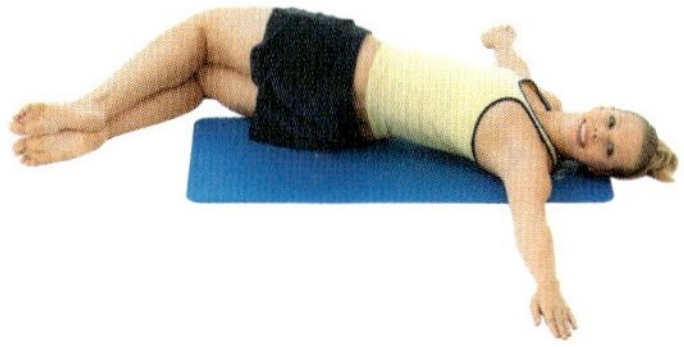

13. Tag

Bauchmuskeln anspannen **S. 18**

Schräger Intensiv-Curl: *1 Folge (6–10 Wdh.) pro Seite* **S. 25**

Hand ausstrecken: *1 Folge (6–10 Wdh.) pro Seite* **S. 28**

Kick-up: *1 Folge (10 Wdh.) pro Bein* **S. 31**

Twist sitzend **S. 39**

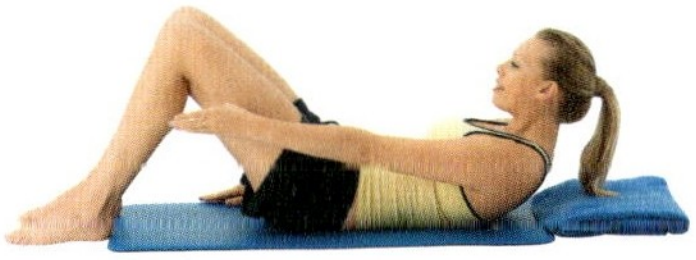

Fortsetzung folgt ...

Die Übungen in diesem Buch trainieren Ihre Bauchmuskeln, wer jedoch seine gesamte Fitness steigern möchte, kommt um ein zusätzliches Ausdauertraining, das mindestens 15 Minuten dauern sollte, nicht herum. Hierzu bieten sich Sportarten wie Schwimmen, Fahrradfahren, Walken, Joggen, Aerobic-Kurse oder auch Tennis an.

So ziehen Sie das meiste aus den Übungen:

- Wärmen Sie sich vor jedem Training auf.
- Denken Sie an Ihre Ziele, und achten Sie bewusst darauf, wie Ihr Körper auf die einzelnen Bewegungen reagiert.
- Achten Sie stets darauf, Ihre Bauchmuskeln anzuspannen.
- Halten Sie den Rücken gerade.
- Atmen Sie ein, während Sie eine Bewegung vorbereiten, und aus, während Sie sie ausführen.
- Bewegen Sie sich langsam und geschmeidig.
- Vergessen Sie nicht die Entspannungsübungen nach dem Training, um Ihren Körper wieder in den Normalzustand zu versetzen.

14. Tag

Großer Curl-up: *1–2 Folgen (10–20 Wdh.)* **S. 23**

Umkehr-Curl: *1–2 Folgen (10–20 Wdh.)* **S. 26**

Beide Beine nach vorn: *1–2 Folgen (10–20 Wdh.)* **S. 30**

Zehenspitzen-Übung: *1 Folge (6–10 Wdh.) pro Bein* **S. 33**

Seitliche Schere: *1 Folge (6–8 Wdh.) pro Seite* **S. 36**

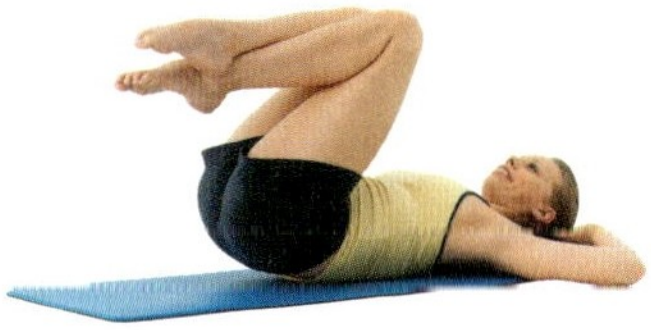

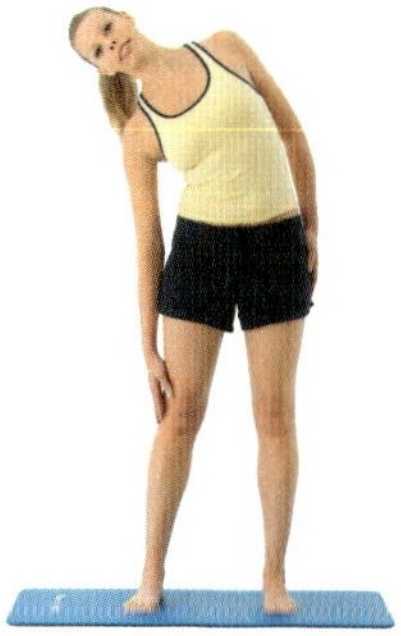

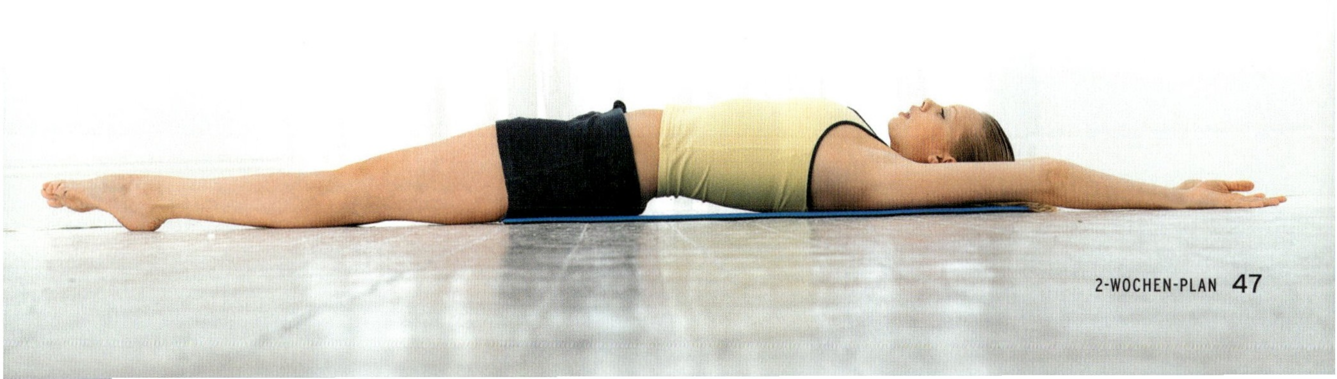

REGISTER